Kohlhammer

Die Autorin

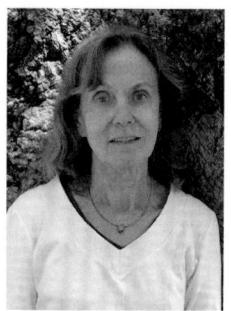

Dr. Vera Bernard-Opitz ist Verhaltenstherapeutin und Board Certified Behavior Analyst-Doctorat (BCBA-D) und arbeitet international als Autorin, Referentin und Supervisorin.

Die Illustratorin

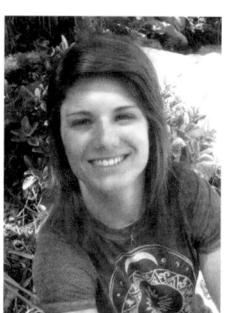

Andra Bernard ist Mediengestalterin, die mehrere Bücher illustriert hat und derzeit als Freelancer tätig ist (andrabernard.design).

Vera Bernard-Opitz

Lernziel: Positives Sozial- und Kommunikationsverhalten

Soziale Cartoons für Kinder im Grundschulalter

Mit Illustrationen von Andra Bernard

Verlag W. Kohlhammer

Dieses Werk einschließlich aller seiner Teile ist urheberrechtlich geschützt. Jede Verwendung außerhalb der engen Grenzen des Urheberrechts ist ohne Zustimmung des Verlags unzulässig und strafbar. Das gilt insbesondere für Vervielfältigungen, Übersetzungen, Mikroverfilmungen und für die Einspeicherung und Verarbeitung in elektronischen Systemen.

Pharmakologische Daten, d. h. u. a. Angaben von Medikamenten, ihren Dosierungen und Applikationen, verändern sich fortlaufend durch klinische Erfahrung, pharmakologische Forschung und Änderung von Produktionsverfahren. Verlag und Autoren haben große Sorgfalt darauf gelegt, dass alle in diesem Buch gemachten Angaben dem derzeitigen Wissensstand entsprechen. Da jedoch die Medizin als Wissenschaft ständig im Fluss ist, da menschliche Irrtümer und Druckfehler nie völlig auszuschließen sind, können Verlag und Autoren hierfür jedoch keine Gewähr und Haftung übernehmen. Jeder Benutzer ist daher dringend angehalten, die gemachten Angaben, insbesondere in Hinsicht auf Arzneimittelnamen, enthaltene Wirkstoffe, spezifische Anwendungsbereiche und Dosierungen anhand des Medikamentenbeipackzettels und der entsprechenden Fachinformationen zu überprüfen und in eigener Verantwortung im Bereich der Patientenversorgung zu handeln. Aufgrund der Auswahl häufig angewendeter Arzneimittel besteht kein Anspruch auf Vollständigkeit.

Die Wiedergabe von Warenbezeichnungen, Handelsnamen und sonstigen Kennzeichen in diesem Buch berechtigt nicht zu der Annahme, dass diese von jedermann frei benutzt werden dürfen. Vielmehr kann es sich auch dann um eingetragene Warenzeichen oder sonstige geschützte Kennzeichen handeln, wenn sie nicht eigens als solche gekennzeichnet sind.

Es konnten nicht alle Rechtsinhaber von Abbildungen ermittelt werden. Sollte dem Verlag gegenüber der Nachweis der Rechtsinhaberschaft geführt werden, wird das branchenübliche Honorar nachträglich gezahlt.

Dieses Werk enthält Hinweise/Links zu externen Websites Dritter, auf deren Inhalt der Verlag keinen Einfluss hat und die der Haftung der jeweiligen Seitenanbieter oder -betreiber unterliegen. Zum Zeitpunkt der Verlinkung wurden die externen Websites auf mögliche Rechtsverstöße überprüft und dabei keine Rechtsverletzung festgestellt. Ohne konkrete Hinweise auf eine solche Rechtsverletzung ist eine permanente inhaltliche Kontrolle der verlinkten Seiten nicht zumutbar. Sollten jedoch Rechtsverletzungen bekannt werden, werden die betroffenen externen Links soweit möglich unverzüglich entfernt.

1. Auflage 2020

Alle Rechte vorbehalten
© W. Kohlhammer GmbH, Stuttgart
Gesamtherstellung: W. Kohlhammer GmbH, Stuttgart

Print:
ISBN 978-3-17-036736-4

E-Book-Formate:
pdf: ISBN 978-3-17-036737-1
epub: ISBN 978-3-17-036738-8
mobi: ISBN 978-3-17-036739-5

Inhalt

	Vorwort	**7**
1	**Einführung in das Cartoon-Curriculum**	**9**
2	**Beispiele für Wertevermittlung und positives Sozialverhalten in Schulen** ...	**11**
	LZZ STAR Programm	11
	S – Sicherheit an erster Stelle	14
	T – Aufpassen und bereit sein	16
	A – Verantwortlich handeln	18
	R – Respekt für sich und andere	20
3	**Ziele für positives Sozialverhalten**	**22**
	LZZ 1 Höflich sein, beliebt sein, Freunde bekommen	22
	KZZ 1.1 Anforderungen befolgen	24
	KZZ 1.2 Die Perspektiven der anderen berücksichtigen	26
	KZZ 1.3 Auf andere Rücksicht nehmen	28
	KZZ 1.4 Hilfsbereit sein und helfen	30
	KZZ 1.5 Bescheiden sein	32
	LZZ 2 Zuverlässigkeit	34
	KZZ 2.1 Regeln respektieren	36
	KZZ 2.2 Tun, was man versprochen hat	38
	KZZ 2.3 Tun, was erwartet wird	40
	KZZ 2.4 Verantwortung für andere und die Umgebung haben	42
	KZZ 2.5 Zeitplanung und pünktlich sein	44
	LZZ 3 Teamfähig sein	46
	KZZ 3.1 Gemeinsam an einem Ziel arbeiten	48
	KZZ 3.2 Kritik annehmen	50
	KZZ 3.3 Kompromisse machen und auf sie eingehen	52
	KZZ 3.4 Fair sein	54
4	**Ziele für positive Persönlichkeitseigenschaften**	**56**
	LZZ 4 Optimismus	56
	KZZ 4.1 Nicht aufgeben	58
	KZZ 4.2 Über sich und andere positiv denken	60
	KZZ 4.3 Eigene Chancen nutzen und anderen Chancen geben	62
	LZZ 5 Bewältigungsstrategien einsetzen	64
	KZZ 5.1 Mit Versagensängsten umgehen	66
	KZZ 5.2 Mit Verlusten umgehen und positiv denken	68
	LZZ 6 Loyal und vertrauenswürdig sein	70
	KZZ 6.1 Loyal sein (zu Familie, Freunden, Lehrern und Kollegen) ...	72
	KZZ 6.2 Selbstbewusst und echt sein	74
	KZZ 6.3 Ehrlich sein, obwohl man Strafe oder Nachteile befürchtet ...	76
	LZZ 7 Selbstkontrolle	78
	KZZ 7.1 Sich seiner selbst und anderer bewusst sein	80
	KZZ 7.2 Umgang mit Stress	82
5	**Ziele für kommunikative Kompetenz**	**85**
	LZZ 8 Ein guter Gesprächspartner sein	85

KZZ 8.1 Komplimente machen 88
KZZ 8.2 Sich entschuldigen und es wiedergutmachen 90
KZZ 8.3 Missverständnisse klären 92
KZZ 8.4 »Du«- statt »Ich«-Gespräche 94
KZZ 8.5 Interesse am anderen zeigen und aktiv zuhören 96
KZZ 8.6 Dankbarkeit ausdrücken 98

Schlussbemerkung **100**

Literatur **101**

Vorwort

Angemessenes Sozial- und Kommunikationsverhalten ist für Eltern und Lehrer von Schulkindern ein zentrales Anliegen. Kinder und Jugendliche sollten sicher und sozial erfolgreich durch die Schulzeit kommen, obwohl sie oft ein hohes Aktivitätsniveau, mangelnde Selbstkontrolle und fehlende Einsicht in die Konsequenzen ihres Verhaltens haben. Eltern und Pädagogen streben dabei meist als Langzeitziel an, dass Kinder erfreuliche, zufriedene und erfolgreiche Mitmenschen werden, die soziale Verantwortung übernehmen können. Es besteht dabei die Hoffnung, dass sie positive Charaktereigenschaften, angemessene Werte und soziale Verantwortung entwickeln.

In der Geschichte hatten Religionen einen entscheidenden Einfluss auf die Werte und das Verhalten von Individuen, Gemeinden und Gesellschaften. Regeln waren klar und ein »gutes Gewissen«, ein über einem stehenden Gott oder auch die Angst vor ewiger Bestrafung waren moralische Richtlinien. Demgegenüber hat der gesellschaftliche Wandel in den vergangenen Jahrzehnten dazu geführt, dass viele Kinder und Jugendliche – und auch deren Eltern – nach Selbstentfaltung und »wellness« streben, statt nach religiösen oder gesellschaftlichen Grundwerten. Lehrer und auch Arbeitgeber beklagen, dass sie oft Grundwerte vermitteln müssen, da diese nur unzureichend zuhause oder in den Gemeinden praktiziert wurden. Eine positive Arbeitshaltung, Höflichkeit, Respekt, Verantwortungsbewusstsein und Zuverlässigkeit können mittlerweile in der Schule nicht mehr vorausgesetzt werden.

Hier setzt das folgende *Soziale-Cartoon-Curriculum* an. Mit mehr als 120 Cartoons geben wir Beispiele um eine positive Persönlichkeitsentwicklung, angemessenes Sozialverhalten sowie kommunikative Kompetenz anzuregen. Ideen für Lang- und Kurzzeitziele (LZZ & KZZ) stammen dabei aus allgemeiner Werteerziehung, bestehenden Schulprogrammen, sowie Wünschen von Eltern, Lehrern und Arbeitgebern. Vorläufer dieses Buchs war das »Cartoon und Skript-Curriculum zum Training von Sozialverhalten und Kommunikation« (Bernard-Opitz 2014).

Einen wichtigen Einfluss auf die Entwicklung von Wertigkeiten und verbindlichen pädagogischen Strategien hat die Bewegung *Positive Behavior Intervention Support (Positive Verhaltensunterstützung – Abk: PVU)*. Diese entstand in den 80er Jahren in den USA und ist eine wichtige Leitlinie für viele Schulen (Dunlap et al. 2009; Zuna und McDougall 2004; Carr et al. 1999; Kern et al. 2001). Seit einiger Zeit wird sie auch in Deutschland diskutiert. PVU wurde dabei zunächst auf der Grundlage von verhaltenstherapeutischen Strategien entwickelt, um Problemverhalten zu verhindern. So waren zunächst Schulen angehalten, PVU für Schüler mit Behinderungen und Verhaltensauffälligkeiten einzusetzen, um ihren Erfolg am Leben in der Gemeinschaft sicherzustellen. Mittlerweile ist die Strategie ausgeweitet auf die Vermittlung zentraler kultureller Werte sowie einer positiven Schulkultur. Regel- und Förderschüler vom Kindergarten bis zur achten Klasse werden angeleitet, bestimmte Fähigkeiten gezielt zu entwickeln, wie Kommunikation, Problemlösen, kritisches Denken oder Teamfähigkeit (McGinnis 2005; Baker 2004). Hierbei wird eine bestimmte Anzahl an Erwartungen festgelegt, die allen Schülern aktiv beigebracht und im Schulalltag überprüft werden. Schulen können dabei individuell ihre wichtigsten Werte wählen. Hierbei stellen wir beispielhaft das *STAR Programm* vor, das in kalifornischen Grund- und Mittelschulen angeboten wird. Auch in den christlichen *Carson-Schulen* steht Werteerziehung im Zentrum. Neben dem Schwur auf die amerikanische Flagge geben die Schüler täglich ein Versprechen ab bezüglich eines bestimmten Charaktermerkmals. Anschließend treten sie nacheinander beim Direktor an, um diesem ihr Tagesmotto mit Handschlag zu versprechen. Dieser fragt bei seinen Rundgängen immer einzelne Schüler, worum sie sich gerade bemühen.

Werte- und Charaktererziehung ist besonders in den letzten Jahren auch in deutschen Schulen zu einem wichtigen Anliegen geworden. Angesichts des gesellschaftlichen Wandels zu einer spaß-

Vorwort

orientierten Ellenbogengesellschaft wird der Verlust an Gemeinsinn beklagt und die Umgangsformen der Schüler als Hindernis für konstruktives Lernen beschrieben. In Bremen wurde sogar ein viel beachtetes »Umgang-Benehmen-Verhalten«-Fach diskutiert. Werte wie *Fleiß, Pünktlichkeit, Respekt und Höflichkeit* stehen dabei im Zentrum (Giesecke 2004). In vielen Schulgesetzen werden Werte in einer Präambel erwähnt, wobei *Verantwortungsbewusstsein, Hilfsbereitschaft und Gewaltfreiheit* betont werden (Hackl 2003). Daneben wünschen sich Lehrer oft spezifisches Schülerverhalten wie *Toleranz, Kompromissfähigkeit, Zuverlässigkeit und Teamfähigkeit*. Dieses wird jedoch meist nicht gezielt geübt, sondern in den Schulalltag integriert.

Während es eine Fülle an Lehrplänen und Unterrichtsmaterialien für die typischen Schulfächer gibt, muss man allerdings nach Materialien für Sozialverhalten und Charakterbildung suchen. Hier soll das vorliegende Cartoon-Buch erste Anregungen und eine klare Lernstruktur geben. Diese können an Projekttagen, dem Nachmittagsunterricht, in Vertretungsstunden oder auch bei Bedarf einzelner Schüler oder ganzer Klassen eingesetzt werden. Auch können Lehrer spezielle Ziele zum Tages- oder Wochenziel machen bzw. Schüler wählen lassen, an welchem Ziel sie aktuell arbeiten wollen.

Hiermit können sowohl *Regel- wie Förderschüler* zu positiven Verhaltensweisen angeregt werden, die sowohl in der Schule, der Familie als auch im späteren Arbeitsleben wichtig sind. Auch in *Inklusionsklassen* und bei *Einführungen für Flüchtlinge in die deutsche Kultur* kann die explizite Darstellung von gesellschaftlich geschätzten Verhaltensweisen hilfreich sein. Daneben können die Denk- bzw. Sprechblasen beim Lernen von gängigen sprachlichen Ausdrücken helfen. Das Buch kann für Kinder im *Vorschul- und Grundschulalter* eingesetzt werden. Es kann aber auch *Jugendliche und Erwachsene* daran erinnern, dass das eigene Verhalten immer eine Alternative darstellt zwischen einer »guten Wahl« und einem Verhalten, auf das man im Nachhinein nicht stolz sein kann.

Es bleibt zu hoffen, dass die Cartoon-Beispiele Schülern, Eltern und Lehrern Spaß machen und dass sie zu einer Verbesserung des Schul- und Familien-Klimas beitragen. Wenn sie darüber hinaus daran erinnern, dass Persönlichkeitsbildung und Werteerziehung vergleichbar wichtig sind wie andere Schulfächer, hat sich die Mühe doppelt gelohnt. In jedem Fall ist das vorliegende Buch nur ein ganz kleiner Anfang.

Dieses Buch wäre ohne die erfrischenden Cartoons meiner Tochter Andra nie zustande gekommen. Für unsere gute Zusammenarbeit und die kreative Umsetzung von Ideen ganz herzlichen Dank! Ich bedanke mich ebenfalls sehr bei Herrn Jannik Schwarz vom Kohlhammer Verlag für das sorgfältige und geduldige Redigieren dieses Buchs.

Irvine, März 2020
Vera Bernard-Opitz

1 Einführung in das Cartoon-Curriculum

Das folgende Arbeitsbuch zeigt 136 Cartoons, die das erwähnte Schulen-übergreifende STAR-Programm verdeutlichen sowie acht zentrale Langzeitziele wie die *Entwicklung von Freundschaft, Verantwortungsbewusstsein, Optimismus, Selbstkontrolle und kommunikativer Kompetenz*. Übergreifende *Langzeitziele (Abk: LZZs)* werden dabei in verschiedene *Kurzzeitziele (Abk: KZZs)* aufgeteilt, die jeweils durch vier Cartoons dargestellt werden. Beispiele sind zwar zu einem bestimmten Ziel zugeordnet, können aber auch für ein anderes Ziel sinnvoll sein.

Um beispielsweise das *LZZ »Beliebtheit, Höflichkeit und Freundschaftsfähigkeiten«* zu entwickeln, werden KZZs wie *Anweisungen befolgen, Perspektiven der anderen beachten, Rücksichtnahme, Hilfsbereitschaft und Bescheidenheit* durch Cartoon-Beispiele verdeutlicht. Das *LZZ »Optimismus«* wird durch Cartoons dargestellt, bei denen Kinder *auch* bei Schwierigkeiten *nicht aufgeben, positiv über sich und andere zu denken und Chancen zu ergreifen*. Ein Überblick über alle Ziele wird im Inhaltsverzeichnis gegeben. Vor jedem Kapitel ist eine Tabelle eingefügt, die die KZZs des jeweiligen Kapitels zusammenfasst.

Die Cartoons stellen einfache Problemsituationen dar, die entweder angemessen, also entsprechend der allgemeinen Erwartung oder unangemessen gelöst werden können. Statt einem starren Schwarz-weiß-Denken kann hier flexibel diskutiert werden. Illustrationen dienen dabei der Anregung zu einer Entscheidung zwischen zwei möglichen Lösungen. Eine *Glühbirne* deutet an, dass der Schüler eigene Problemlösungen einbringen kann.

Jedes Kapitel hat eine Einführung in das jeweilige LZZ mit einer *Tabelle*, die eine Übersicht über die Bewältigung der KZZs gibt. Hierbei wird Können mit einem Plus notiert, fehlerhafte Antworten mit einem Minus und nicht ganz ausreichende Leistungen mit einem diagonalen Strich. Es ist selbstverständlich, dass die gewählten Beispiele lediglich Anregungen sein sollten, die aufgeführten Ziele einzuführen. Es ist daher wichtig, vergleichbare Kurzzeitziele durch Diskussionen, Rollenspiele und Videomodellierung zu erarbeiten (ausführlicher Bernard-Opitz 2014). Entsprechende Notizen können in der Tabelle gemacht werden.

2 Beispiele für Wertevermittlung und positives Sozialverhalten in Schulen

Es ist kurz nach acht Uhr in einer großen Mittelschule in Irvine. Die Schule ist eine offene Schule, in der die Klassen keine Türen haben. Die Schüler sitzen an ihren Tischen und erwarten schweigend den Unterricht. An der Außentür reden zwei etwa zwölfjährige Schüler laut miteinander und drängen sich gleichzeitig durch die Eingangstür. Sie werden von einem Lehrer angehalten, noch einmal getrennt und leise das Schulgebäude zu betreten, was sie mit leicht schuldbewusstem Gesicht tun.

Für manche mag dieses reale Beispiel ein Schreckensszenario einer unterdrückten kindlichen Lebensfreude sein; für manche Lehrer und auch manche Schüler ist eine Schule ohne hohen Lärmpegel, riskantes Drängeln an Treppen und Türen und einer ruhigen Lernsituation ein Weg aus Stress und Burn-out. Im Folgenden wollen wir als Beispiel für ein schulweites Programm zur Prävention von Problemen und positiven Verhaltensunterstützung (PVU) vorstellen, das obiges Schüler- und Lehrerverhalten erklärt.

Das *STAR Programm* ist ein schulweites PVU-Programm (Positive Verhaltensunterstützung) in Südkalifornien. Hierbei werden Schüler der 5. bis 8. Klasse in den ersten Schulwochen in positives Sozial- und Arbeitsverhalten eingeführt. Hierbei steht sicheres Verhalten, Bereitschaft zum Lernen und verantwortlicher und respektvoller Umgang an oberster Stelle. Dieses hat den Vorteil, dass Regeln von Anfang an verdeutlicht werden und darauf im Laufe der Schuljahre Bezug genommen werden kann. Durch explizite Vorgaben und gezielte Übungen wird versucht, Auffälligkeiten aller Beteiligten – z.B. durch zu hohen Lärmpegel oder riskantes Verhalten – zu reduzieren (Zuna und McDougall 2004; Shure 2001). Auch wird potentielles Störverhalten der Schüler bereits angegangen, bevor sich größere Probleme ergeben (ausführlicher siehe https://ocde.us/EducationalServices/LearningSupports/PBIS/Pages/default.aspx). Jeder Schüler bekommt für die Einhaltung der Regeln kleine Sternchen auf eine Sternchenkarte, die am Ende des Monats in kleine Überraschungen eingetauscht werden.

*Die Abkürzung für **STAR** steht dabei für **S**afety (Sicherheit in der Schule und der Gemeinde), **T**here and ready (Aufmerksamkeit und Bereitschaft für Lernen), **A**ct responsibly (verantwortliches Handeln) und **R**espect self and others (sich selbst und andere respektieren).*

Schulen haben die Möglichkeit, die jeweiligen Lernziele auf die Bedürfnisse ihrer Schüler anzupassen. So hat eine Mittelschule das T in der Abkürzung STAR zu *Thoughtful communication* (also »überlegte Kommunikation«) abgewandelt und dieses zum »coolen Sozialziel« gemacht. Das Curriculum ist eingebettet in spezielle Trainingsprogramme für Lehrer, bei denen Prävention durch verändertes Lehrerverhalten im Vordergrund steht (Simpson und Allday 2008). In den folgenden Cartoons werden Möglichkeiten gezeigt, dass Kinder besser auf Erwartungen der Schule vorbereitet werden können. Die vorgegebenen Beispiele sollen hierbei Anregungen sein, weitere Situationen mit vergleichbaren Zielen auf den jeweiligen Schüler- und den Schul-Bedarf abzustimmen.

LZZ STAR Programm

S = Safety First (Sicherheit an erster Stelle)
T = There and ready (Aufpassen und bereit sein)
A = Act responsible (Verantwortlich handeln)
R = Respect self and others (sich und andere respektieren)

Sicherheit an erster Stelle ist ein wichtiger Slogan, denn Schulen sollten sichere Orte sein, was sie leider in den vergangenen Jahren – besonders in den USA – zunehmend weniger sind. So haben

2 Beispiele für Wertevermittlung und positives Sozialverhalten in Schulen

LZZ STAR Programm

S – Sicherheit an erster Stelle

T – Aufpassen und bereit sein

A – Verantwortlich handeln

R – Respekt für sich und andere

seit der Schießerei an der Columbine Schule 1999 mehr als 187.000 amerikanische Schüler während der Schulstunden Schießereien erlebt (Chiu et al. 2018).

Laut der gesetzlichen Unfallversicherung wurden in Deutschland im Jahr 2017 rund 1,18 Millionen Schulunfälle gemeldet. Da etwa mehr als die Hälfte der Unfälle im Sport und ein Viertel der Unfälle in der Pause passieren, sollte hier Prävention an erster Stelle stehen (DGUV). 38 Schüler verunglückten tödlich auf dem Weg von oder zur Schule, was ebenfalls ein Anlass für präventives Sicherheitstraining sein sollte.

Aus der Vielzahl möglicher Risiken haben wir Beispiele herausgegriffen, die viele Schüler betreffen, wie *sicheres Verhalten* wie die Helmpflicht beim Radfahren, das Aufpassen im Sport auf nahende Bälle oder beim Springen in den Pool auf Schwimmer. Auch Laufen hinter der Schaukel kann gefährlich sein und Übungen, hier einen Sicherheitsabstand zu halten, können Unfälle verhindern.

Aufpassen und bereit sein für Lernen ist ein weiteres allgemeines Ziel in Schulen, das sich unter anderem im pünktlichen Erscheinen zu Klassenbeginn, Zurückkommen von der Toilette und von den Pausen zeigt. Auch Stören im Unterricht und unangemessener Handygebrauch können durch Cartoons, Rollenspiele oder Videomodellierung in ihren negativen Konsequenzen verdeutlicht werden. Aufmerksamkeit bezieht sich aber auch auf Situationen, in denen Kritik angebracht ist, so wenn jemand einen Fehler macht oder etwas behauptet, was nicht zutrifft.

Verantwortlich handeln kann viele Facetten haben, wie Hilfe holen, wenn jemand Nasenbluten oder sonstige Verletzungen hat, ein »ehrlicher Finder« sein oder auch sich an Regeln halten. So sollte das Aufheben von Müll nicht die Aufgabe des Hausmeisters sein, sondern von Anfang an durch klare Erwartungen verdeutlicht werden, dass hier jeder Schüler gefragt ist.

Respekt für sich und andere kann angeleitet und verstärkt werden durch Hinweise auf erwartetes angemessenes Sozialverhalten. So sollte man sein Bestes geben und nicht durch laute Störgeräusche, Clownereien, Mobbing oder Störverhalten auffallen und andere am Lernen behindern. Erneut wird positives Alternativverhalten durch Cartoons verdeutlicht, wobei angeregt wird, weitere aktuelle Beispiele aus der Klasse zu besprechen oder im Rollenspiel darzustellen. Auch die Cartoon-Beispiele für Toleranz gegenüber Minoritäten wie muslimischen Mitschülern, Andersdenkenden und Behinderten können entsprechende Diskussionen anregen.

Das STAR-Programm zeigt Überlappungen zu den folgenden Kapiteln über positive Persönlichkeitseigenschaften und angemessenem Sozial- und Kommunikationsverhalten. Das Programm wird getrennt dargestellt, da es realistisch ist, es in den ersten ein oder zwei Schulwochen durchzunehmen. Es sollte jedoch nach Möglichkeit die gesamte Schule umfassen und auch von den Eltern der Schüler unterstützt werden.

Tab. 1.1: STAR Programm

Name des Schülers	Cartoon	Rollenspiel	Video-Modellierung	Diskussion
Datum				
S – Sicherheit an erster Stelle				
• Helm aufsetzen				
• Aufpassen bei der Schaukel				
• Absprung im Schwimmbad				
• Nicht mit Fremden mitfahren				
T – Aufpassen und bereit sein				
• Pünktlich zum Unterricht kommen				
• Aufpassen beim Sport				
• Nicht im Unterricht stören				
• Keine Ablenkung bei den Hausaufgaben				

Tab. 1.1: STAR Programm – Fortsetzung

Name des Schülers	Cartoon	Rollenspiel	Video-Modellierung	Diskussion
A – Verantwortlich handeln				
• Hilfe bei Nasenbluten				
• Portemonnaie zurückgeben				
• Müll nicht in die Gegend werfen				
• Nicht in der Mittagspause Fußball spielen				
R – Respekt für sich und andere				
• Nicht rülpsen				
• Toleranz gegenüber Kopftuch-Trägerin				
• Behinderte nicht ausgrenzen				
• Intimität des anderen wahren				

2 Beispiele für Wertevermittlung und positives Sozialverhalten in Schulen

LZZ

STAR Programm

S – Sicherheit an erster Stelle

T – Aufpassen und bereit sein

A – Verantwortlich handeln

R – Respekt für sich und andere

2 Beispiele für Wertevermittlung und positives Sozialverhalten in Schulen

LZZ

STAR Programm

S – Sicherheit an erster Stelle

T – Aufpassen und bereit sein

A – Verantwortlich handeln

R – Respekt für sich und andere

S – Sicherheit an erster Stelle

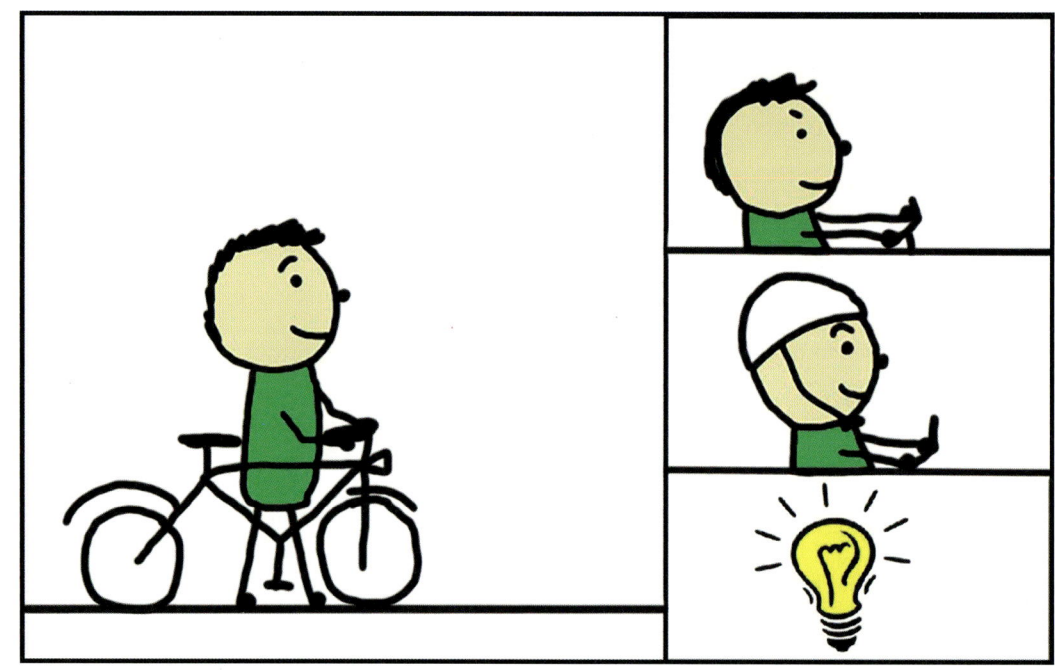

Du möchtest Fahrrad fahren.
Was ist sicher?

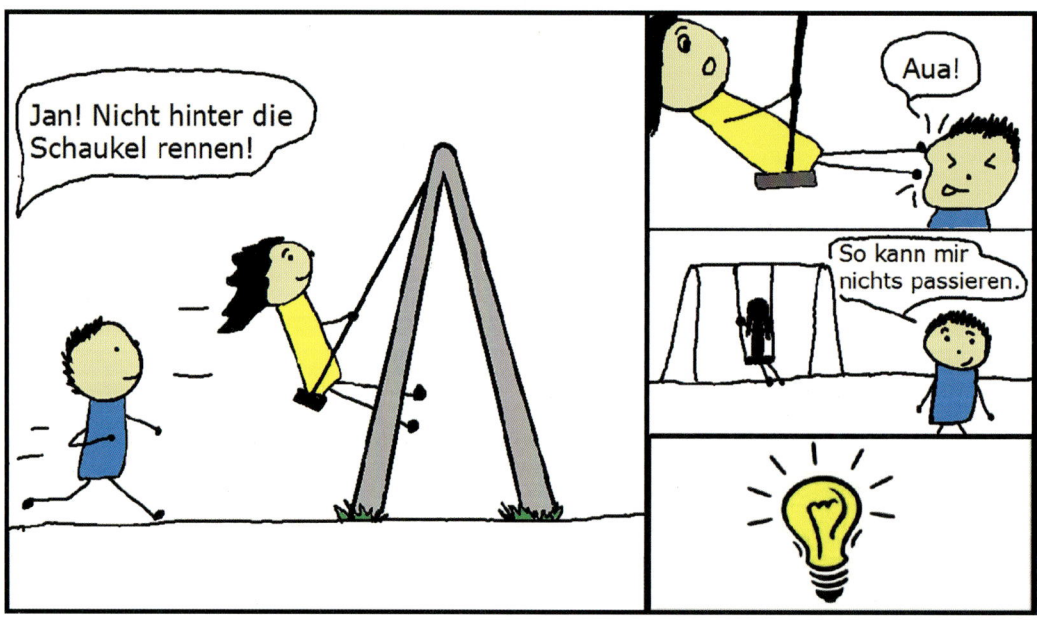

Es ist Pause und Du rennst auf die Schaukel zu.
Was denkst/sagst/tust Du?

2 Beispiele für Wertevermittlung und positives Sozialverhalten in Schulen

LZZ
STAR Programm

S – Sicherheit an erster Stelle

T – Aufpassen und bereit sein

A – Verantwortlich handeln

R – Respekt für sich und andere

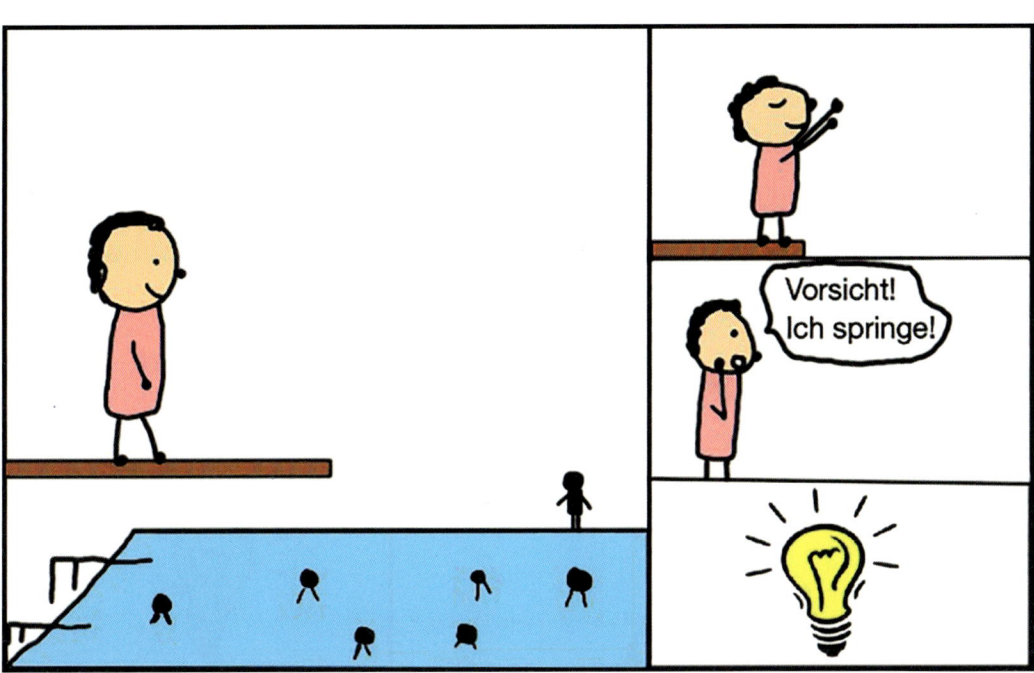

Du bist im Schwimmbad und möchtest vom Sprungbrett springen.
Was ist sicher?

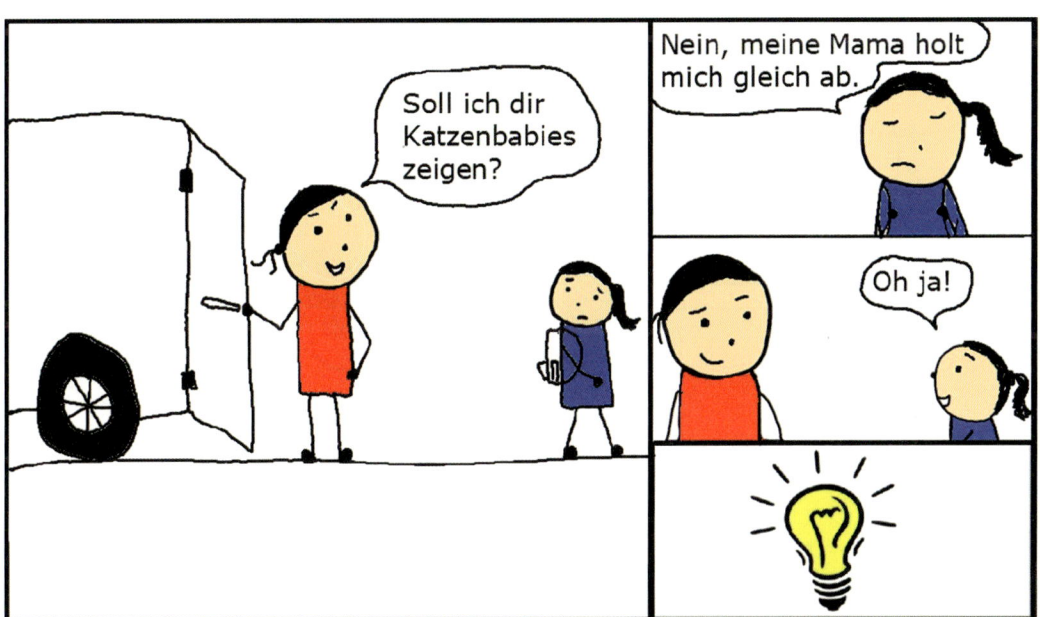

Die Schule ist aus und Deine Mutter hat gesagt, dass Du auf sie warten sollst.
Was ist sicher?

2 Beispiele für Wertevermittlung und positives Sozialverhalten in Schulen

LZZ

STAR Programm

S – Sicherheit an erster Stelle

T – Aufpassen und bereit sein

A – Verantwortlich handeln

R – Respekt für sich und andere

T – Aufpassen und bereit sein

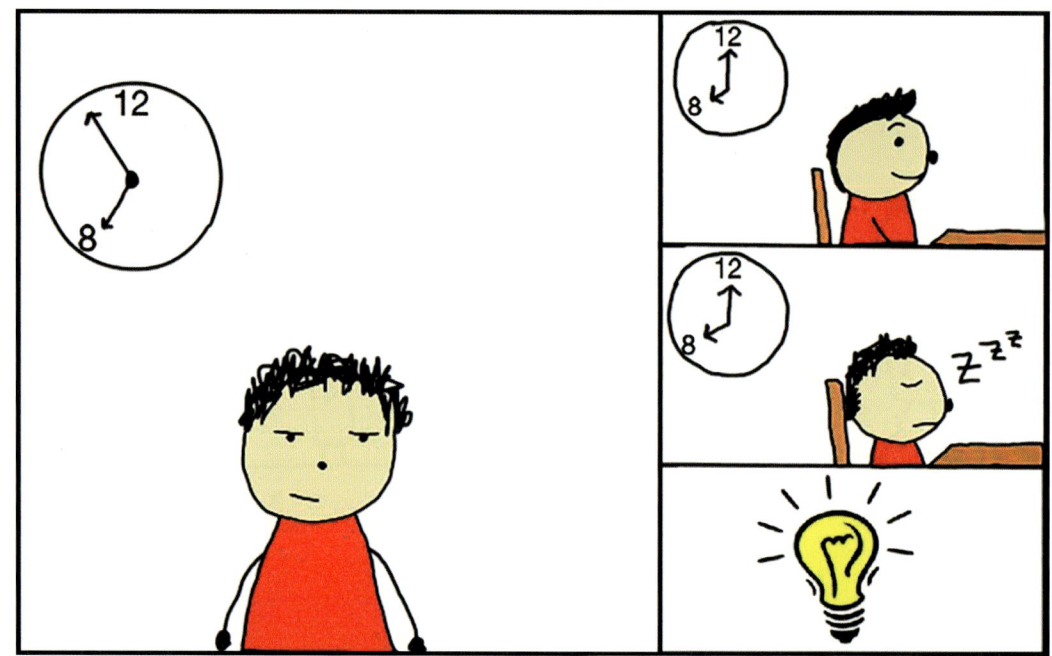

Es ist kurz vor 8 Uhr und der Unterricht fängt bald an.
Was denkst/sagst/tust Du?

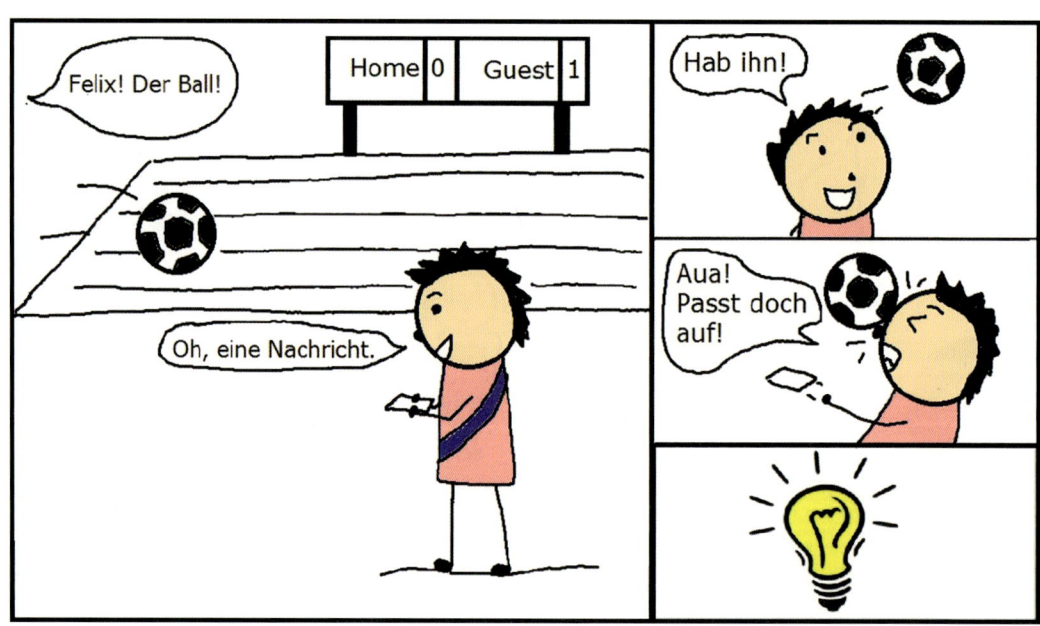

Mitten in einem Fußballspiel, bekommst Du eine Handynachricht.
Was denkst/sagst/tust Du?

2 Beispiele für Wertevermittlung und positives Sozialverhalten in Schulen

LZZ

STAR Programm

S – Sicherheit an erster Stelle

T – Aufpassen und bereit sein

A – Verantwortlich handeln

R – Respekt für sich und andere

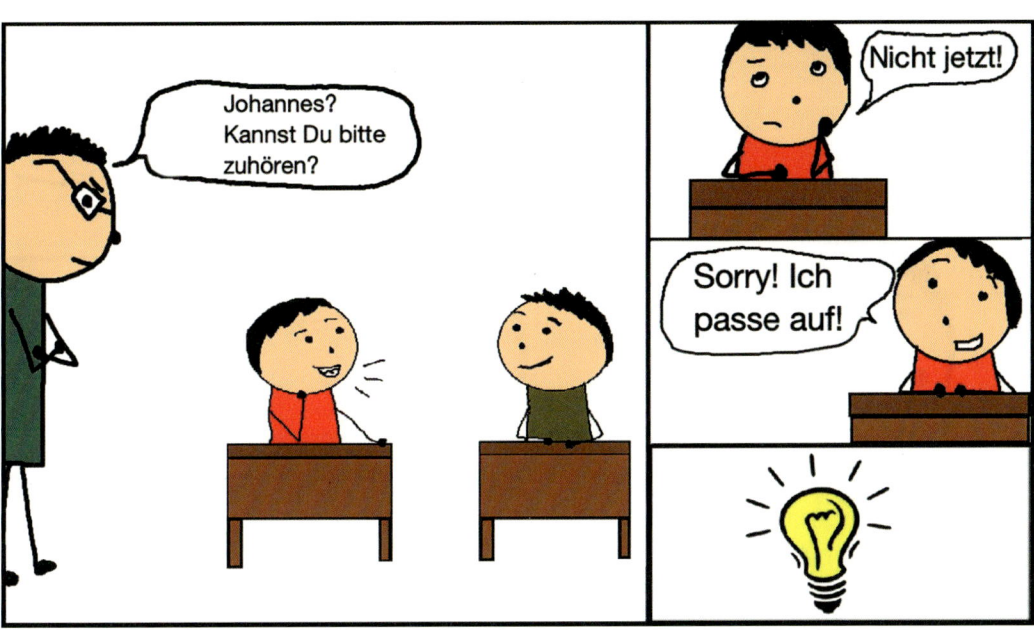

Dein Lehrer möchte, dass Du im Unterricht zuhörst, aber Du schwätzt lieber mit Deinem Nachbarn.
Was denkst/sagst/tust Du?

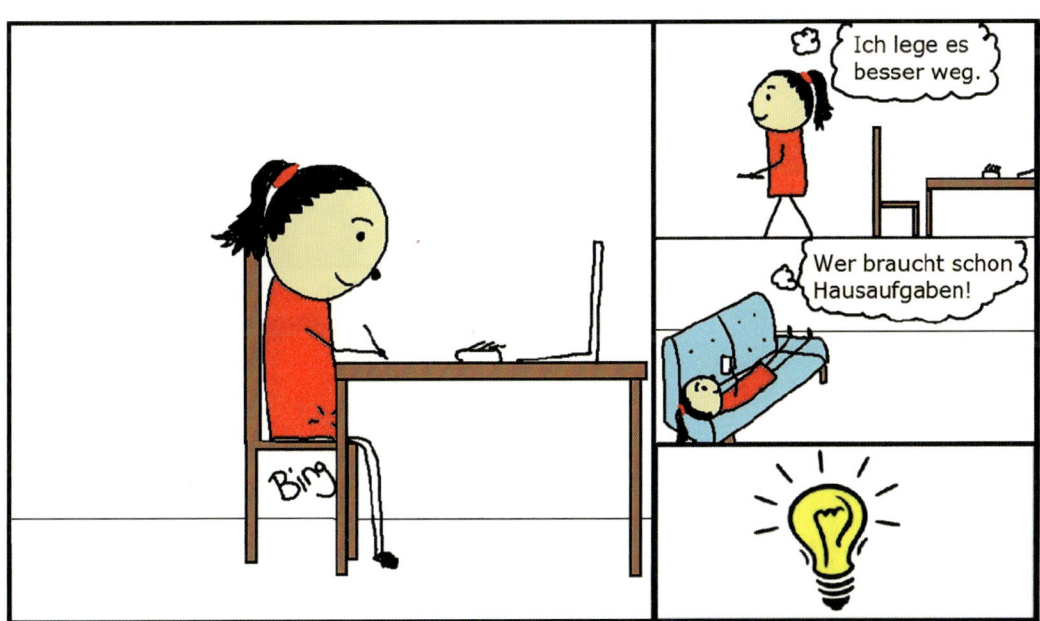

Du hast viele Hausaufgaben auf und Dein Handy klingelt.
Was denkst/sagst/tust Du?

2 Beispiele für Wertevermittlung und positives Sozialverhalten in Schulen

LZZ

STAR Programm

S – Sicherheit an erster Stelle

T – Aufpassen und bereit sein

A – Verantwortlich handeln

R – Respekt für sich und andere

A – Verantwortlich handeln

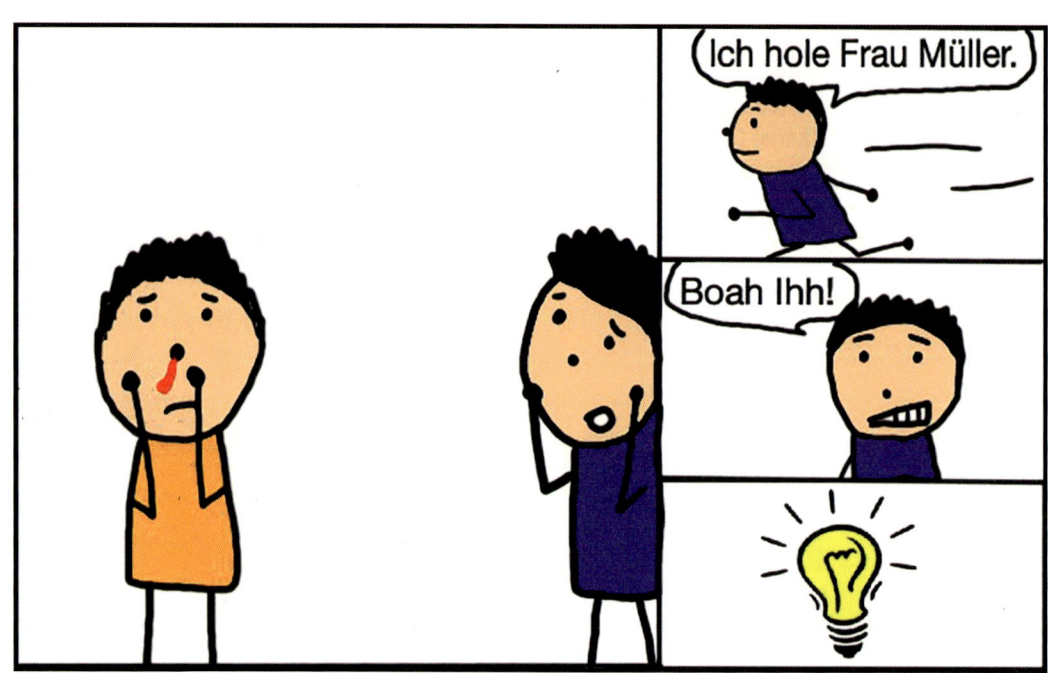

Ein Klassenkamerad hat Nasenbluten bekommen.
Was denkst/sagst/tust Du?

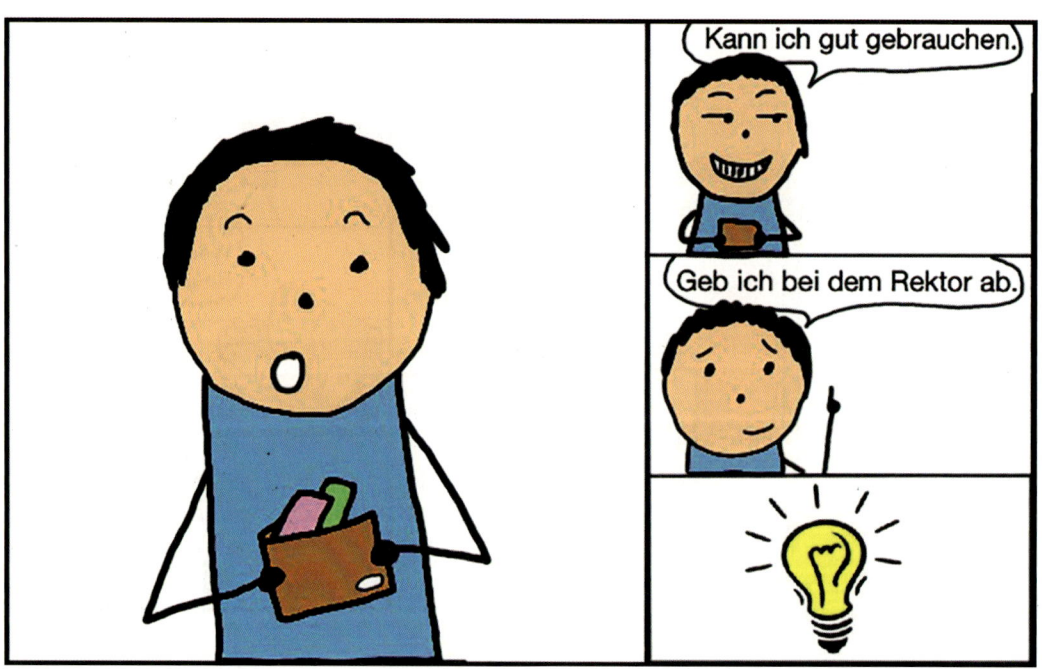

Du findest ein Portemonnaie mit viel Geld.
Was denkst/sagst/tust Du?

2 Beispiele für Wertevermittlung und positives Sozialverhalten in Schulen

LZZ

STAR Programm

S – Sicherheit an erster Stelle

T – Aufpassen und bereit sein

A – Verantwortlich handeln

R – Respekt für sich und andere

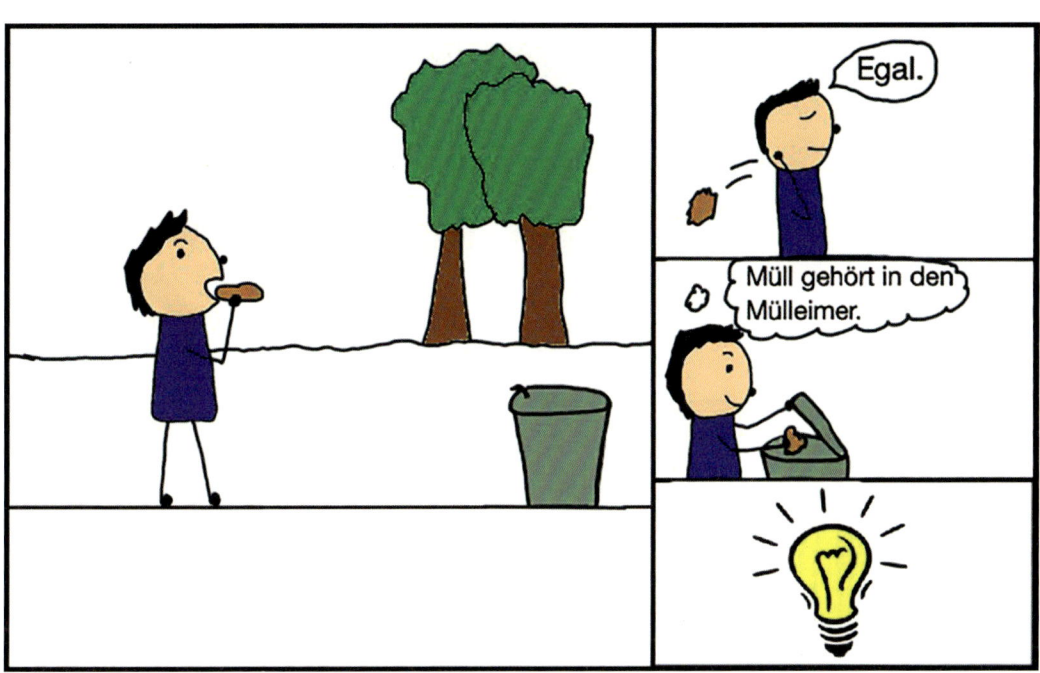

Du hast Deinen Schokoriegel aufgegessen.
Was denkst/sagst/tust Du?

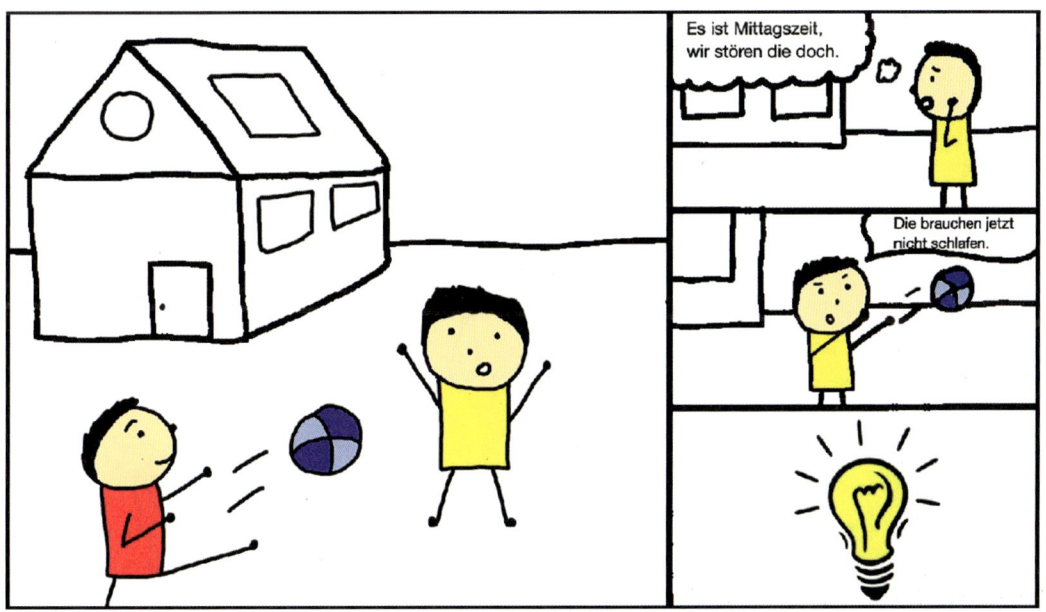

In der Mittagszeit spielst Du in der Nähe Deiner Nachbarn Fußball.
Was denkst/sagst/tust Du?

2 Beispiele für Wertevermittlung und positives Sozialverhalten in Schulen

LZZ

STAR Programm

S – Sicherheit an erster Stelle

T – Aufpassen und bereit sein

A – Verantwortlich handeln

R – Respekt für sich und andere

R – Respekt für sich und andere

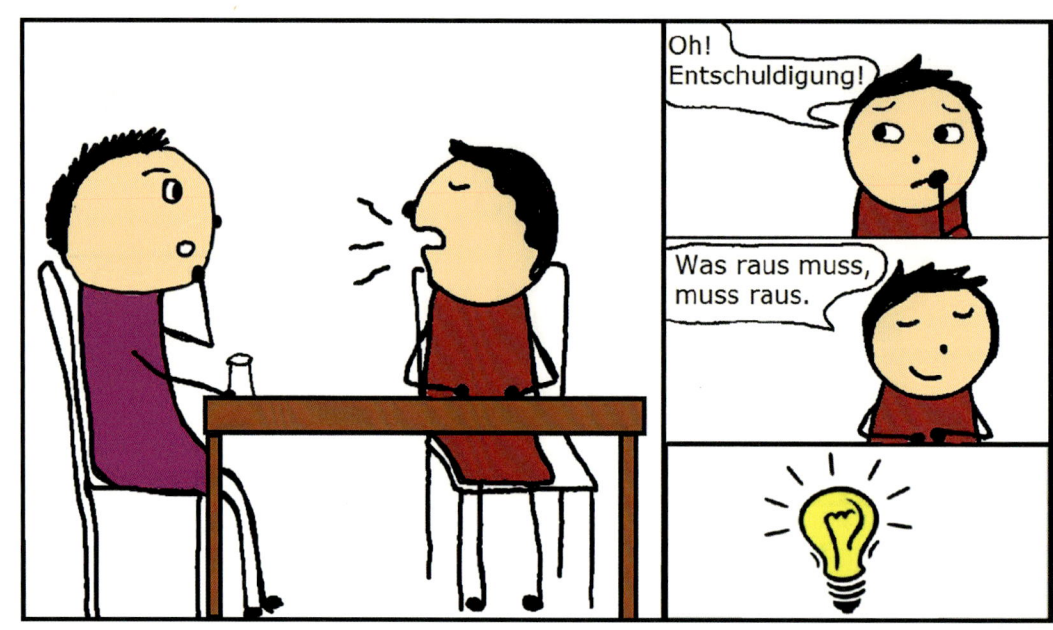

Du rülpst in die Richtung deines Nachbarn.
Was denkst/sagst/tust Du?

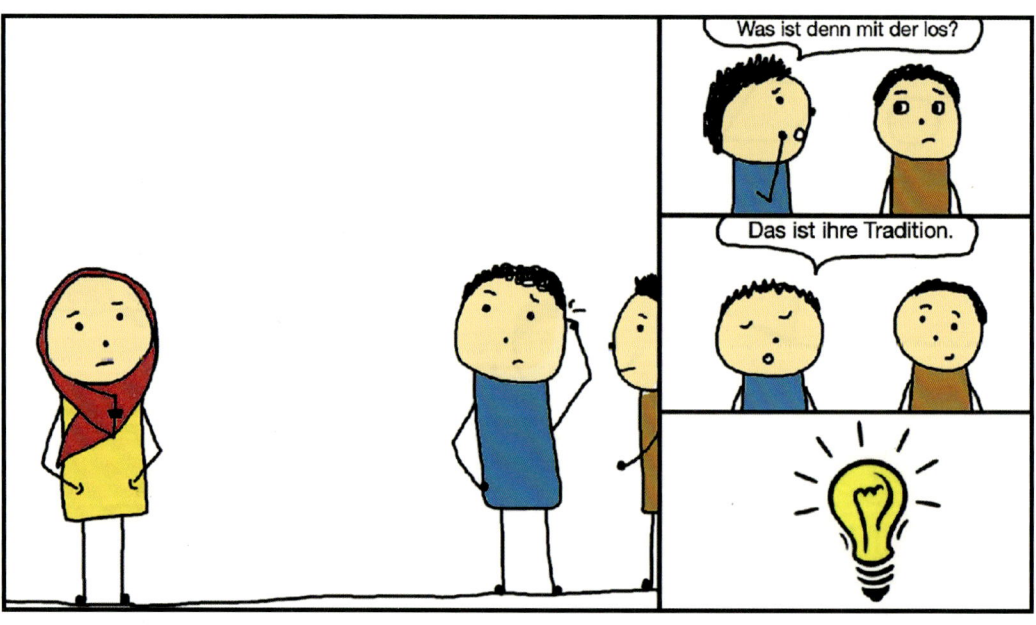

Eine Klassenkameradin trägt ein Kopftuch.
Was denkst/sagst/tust Du?

2 Beispiele für Wertevermittlung und positives Sozialverhalten in Schulen

LZZ

STAR Programm

S – Sicherheit an erster Stelle

T – Aufpassen und bereit sein

A – Verantwortlich handeln

R – Respekt für sich und andere

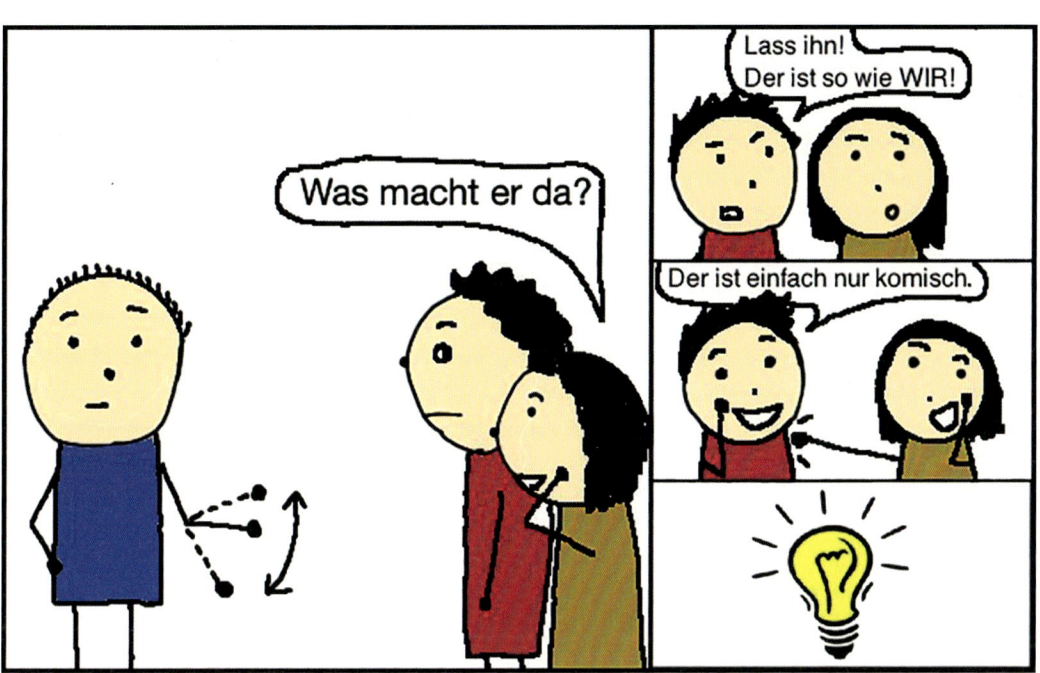

Deine Klassenkameradin sieht ein Kind mit Autismus.
Was denkst/sagst/tust Du?

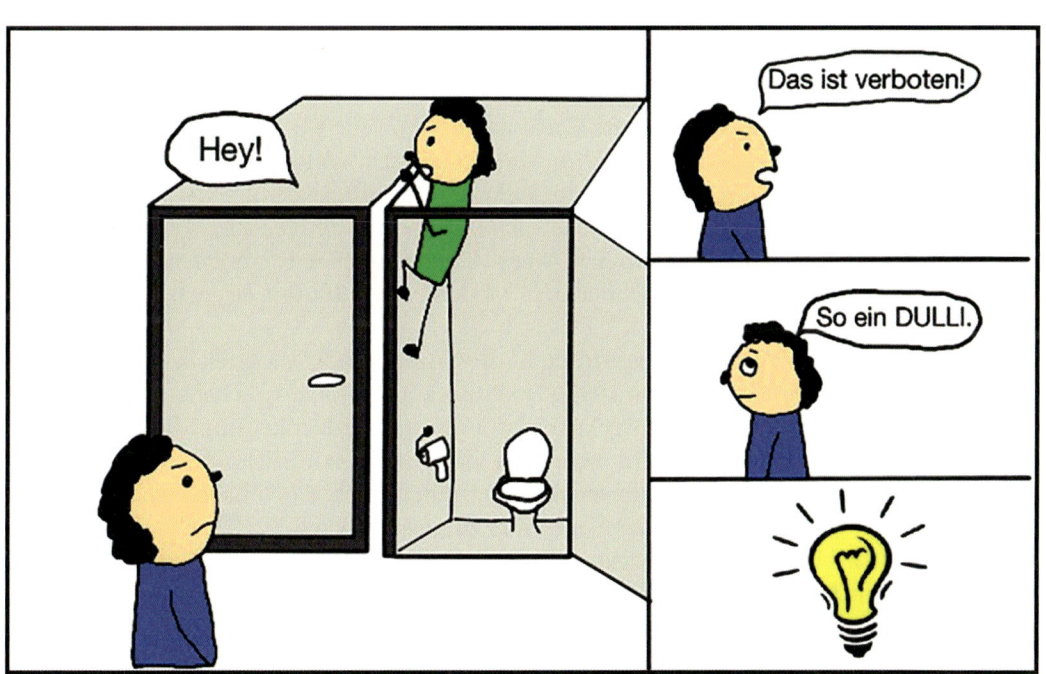

Du siehst wie Tom auf die andere Seite der Toilettenabtrennung guckt.
Was denkst/sagst/tust Du?

3 Ziele für positives Sozialverhalten

LZZ 1 Höflich sein, beliebt sein, Freunde bekommen

In der Bahn fragt eine ältere Dame einen etwa sechsjährigen Jungen, ob sie ihren Mantel neben ihm am Fenster aufhängen kann, was der Junge verneint. Die alte Dame sucht betroffen nach einem anderen Kleiderhaken auf der gegenüberliegenden Seite des Abteils und sieht das Kind mit Unverständnis an.

Höflich sein hat etwas mit respektvollem Umgang mit dem anderen zu tun; so sollte das Gegenüber nicht in eine peinliche Situation gebracht werden und man sollte respektvoll mit Älteren, Schwächeren oder höher statuierten Personen umgehen. Vielleicht wurde die freundliche Frage der Dame von dem Jungen nicht verstanden; vielleicht aber wollte er wirklich nicht die leiseste Unbequemlichkeit eines Mantels an seiner Seite dulden oder aber einfach zeigen, dass er widersprechen kann. Sicher war die ältere Dame von der Antwort des Kindes überrascht; vermutlich war sie in einer Zeit aufgewachsen, in der sie Älteren nicht widersprechen durfte und das Gleiche nun auch von Jüngeren erwartete. Vermutlich hat sie aber auch erlebt, dass Kinder heute oft mitentscheiden können, auch wenn sie die Konsequenzen ihrer Entscheidung meist nicht verstehen. In jedem Fall hat ein freundlich gemeinter Kontakt ein abruptes Ende gefunden.

Höflichkeit wird vom Philosophen Arthur Schopenhauer wie folgt definiert: »*Höflichkeit ist ein sprachliches oder nichtsprachliches Verhalten, das zum normalen Umgang der Menschen miteinander gehört und den Zweck hat, die Vorzüge eines anderen Menschen indirekt zur Erscheinung zu bringen oder ihn zu schonen, wenn er vielleicht nicht vorzüglich sein will.*« (Weinrich 1986).

In einer Zeit wo Mobbing, Hasstiraden und Aggression zum Alltag gehören, wünschen sich viele, dass das Taktgefühl der »guten Erziehung« und der einfühlsame Umgang miteinander zurückkehrt. Auch wenn an Höflichkeitsfloskeln wie Grüßen, Bitten und sich Bedanken oft noch erinnert wird, braucht es für das übergreifende Langzeitziel »Höflich sein und Freunde bekommen« meist eine gezielte Anregung.

Hierbei zeigen wir durch beispielhafte Cartoons verschiedene Kurzzeitziele (KZZs) auf, die Schritte auf dem Weg zu einem freundlichen Miteinander sein können.

Welche Erleichterung zum Beispiel, wenn *Aufforderungen* direkt befolgt werden, z. B. wenn man Kinder zum Essen ruft und ein fröhliches »Ich höre«, »Ich komme« oder »bin in 5 Minuten da« von ihnen hört! Auch ist es hilfreich, wenn Kinder nicht wiederholte Aufforderungen brauchen, um bestimmte Pflichten zu erledigen, sondern sich selbst ihre eigenen »To-do-Listen« schreiben (▶ KZZ 1.1).

Empathie als Erkennen was der andere fühlt, ist die Grundlage des erfolgreichen Miteinanders und des beruflichen Erfolgs (Goleman 1995). Im Puppen- und Rollenspiel haben Generationen von Kindern gelernt, sich in die Perspektive des anderen einzudenken und hieraus kreative Geschichten zu entwickeln. Es wird vermutet, dass dieses natürliche Lernen durch die zunehmende Technisierung der Kindheit ins Hintertreffen gerät. Auch hier versuchen wir im Folgenden durch Cartoon-Beispiele das Gegenüber zu sensibilisieren.

Zunächst muss bei der *Berücksichtigung der körperlichen Perspektive* gesehen werden, wo die anderen sind, um nicht in sie hineinzulaufen, ihre Sicht zu blockieren oder sich und andere zu gefährden (▶ KZZ 1.2).

Schwieriger ist es dagegen, *sich in den anderen hineinzudenken, hilfreich zu sein und auf andere Rücksicht zu nehmen.* Hier werden Beispiele gegeben, wie man sich gegenüber Eltern, Mitschülern, jüngeren Geschwistern oder alten Menschen hilfreich verhalten kann (▶ KZZ 1.2, ▶ KZZ 1.3 und ▶ KZZ 1.4).

Bescheidenheit ist eine Tugend, die manchmal verloren gegangen scheint. In einer Gesellschaft, in der clicks bei facebook bestätigen, dass man der/die Coolste, Beliebteste, Interessanteste etc. ist, ist Bescheidenheit wenig gefragt. Da allerdings Besserwisser und Angeber nicht als Freunde beliebt sind, besteht auch hier die Möglichkeit, durch Aufmerksam-machen und Training von bescheidenem Verhalten die Chancen auf Anerkennung durch andere und damit die eigene Selbstzufriedenheit zu verbessern (▶ KZZ 1.5).

Tab. 3.1: LZZ 1 Höflich sein, beliebt sein, Freunde bekommen

Name des Schülers	Cartoon	Rollenspiel	Video-Modellierung	Diskussion
Datum				
LZZ 1 Höflich sein, beliebt sein, Freunde bekommen				
KZZ 1.1 Aufforderungen befolgen				
• Zimmer aufräumen				
• Kommen, wenn man gerufen wird				
• Reinkommen, wenn es dunkel wird				
• To-do Liste machen				
KZZ 1.2 Die Perspektive der anderen berücksichtigen				
• Andere beachten				
• Nachbarn trösten				
• Erstes Date				
• Keinen im Regen stehen lassen				
KZZ 1.3 Auf andere Rücksicht nehmen				
• Jüngere gewinnen lassen				
• Platz im Bus anbieten				
• Alte Menschen an der Kasse vorlassen				
• Neuen Mitschüler einführen				
KZZ 1.4 Hilfsbereit sein und helfen				
• Einem Klassenkameraden bei den Hausaufgaben helfen				
• Dem Vater beim Auto waschen helfen				
• Mobbingopfer zur Seite stehen				
• Dem älteren Nachbarn mit dem Müll helfen				
KZZ 1.5 Bescheiden sein				
• Nicht mit seinen Fähigkeiten angeben				
• Nicht mit seinem Besitz angeben				
• Nicht jemandem ein minderwertiges Gefühl geben				
• Bei Bestellungen bescheiden sein				

3 Ziele für positives Sozialverhalten

LZZ 1
Höflich sein, beliebt sein, Freunde bekommen

KZZ 1.1
Anforderungen befolgen

KZZ 1.2
Die Perspektiven der anderen berücksichtigen

KZZ 1.3
Auf andere Rücksicht nehmen

KZZ 1.4
Hilfsbereit sein und helfen

KZZ 1.5
Bescheiden sein

KZZ 1.1 Anforderungen befolgen

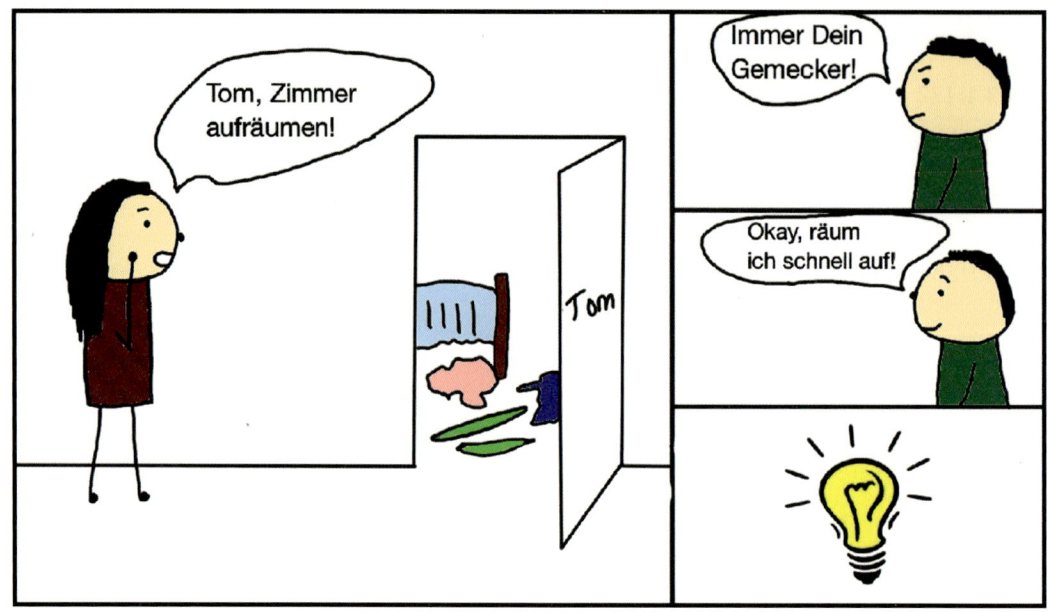

Deine Mutter möchte, dass Du dein Zimmer aufräumst.
Was denkst/sagst/tust Du?

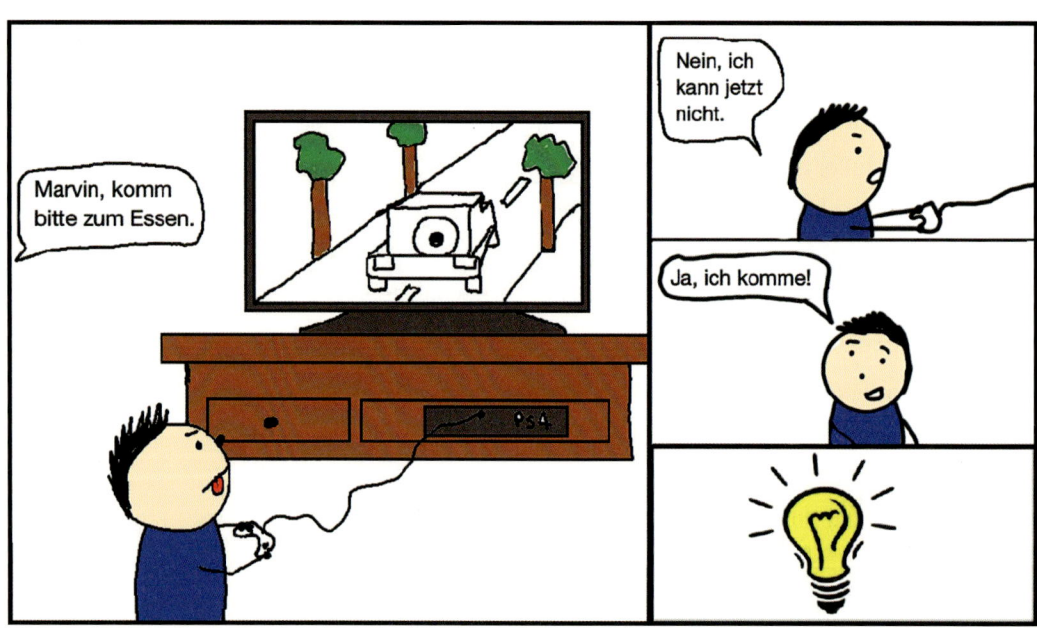

Du wirst zum Essen gerufen, aber bist beschäftigt mit Deinem Spiel.
Was denkst/sagst/tust Du?

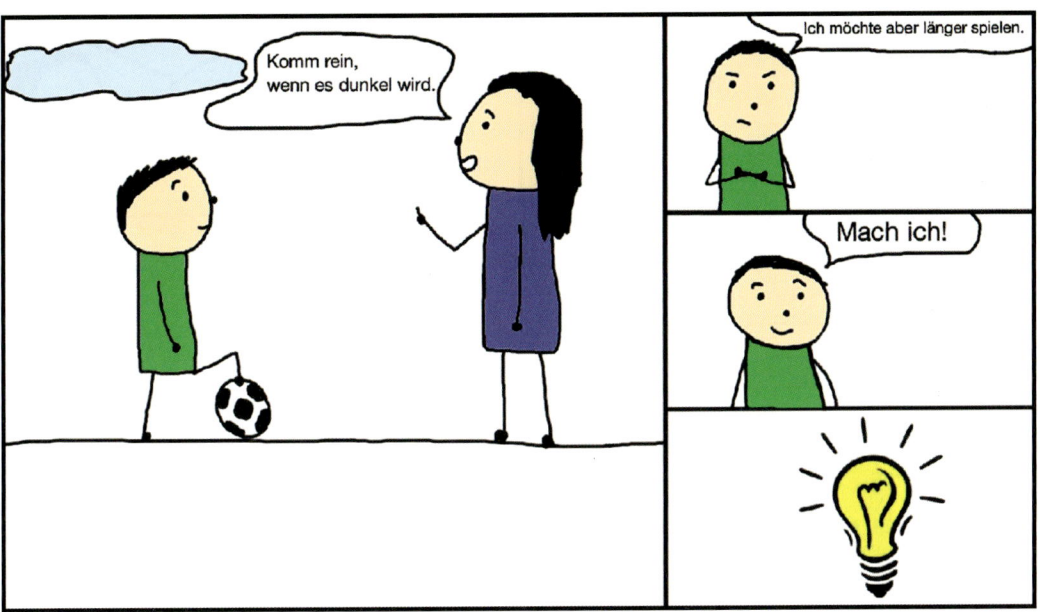

Du möchtest länger Fußball spielen als sonst, aber es wird bald dunkel.
Was denkst/sagst/tust Du?

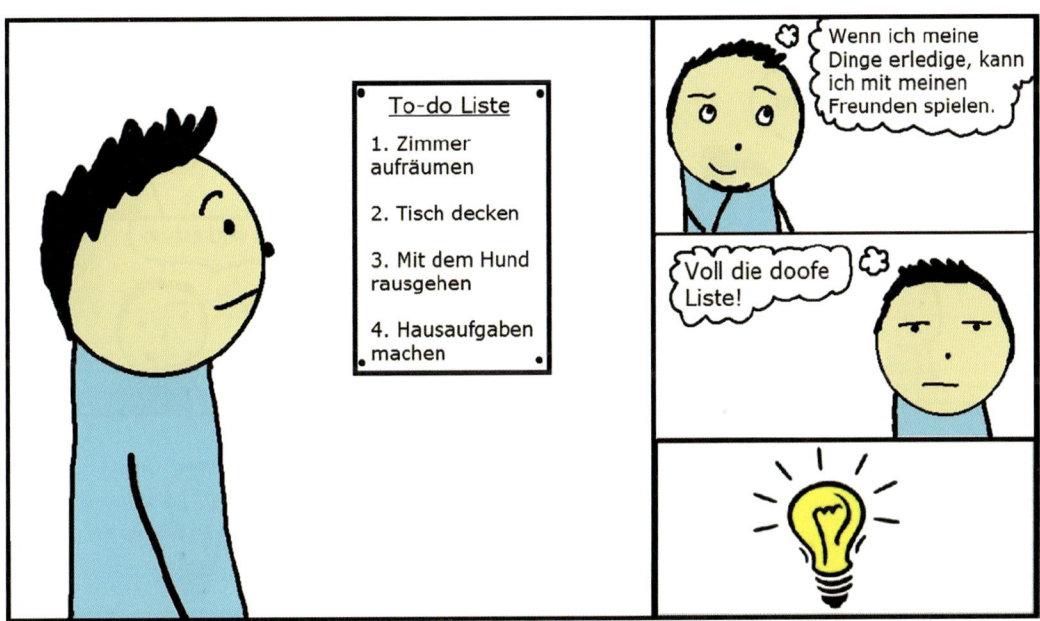

Du sollst Deine To-Do Liste abarbeiten, bevor Du mit Deinen Freunden spielst.
Was denkst/sagst/tust Du?

3 Ziele für positives Sozialverhalten

LZZ 1

Höflich sein, beliebt sein, Freunde bekommen

KZZ 1.1
Anforderungen befolgen

KZZ 1.2
Die Perspektiven der anderen berücksichtigen

KZZ 1.3
Auf andere Rücksicht nehmen

KZZ 1.4
Hilfsbereit sein und helfen

KZZ 1.5
Bescheiden sein

3 Ziele für positives Sozialverhalten

**LZZ 1
Höflich sein, beliebt sein, Freunde bekommen**

KZZ 1.1
Anforderungen befolgen

KZZ 1.2
Die Perspektiven der anderen berücksichtigen

KZZ 1.3
Auf andere Rücksicht nehmen

KZZ 1.4
Hilfsbereit sein und helfen

KZZ 1.5
Bescheiden sein

KZZ 1.2 Die Perspektiven der anderen berücksichtigen

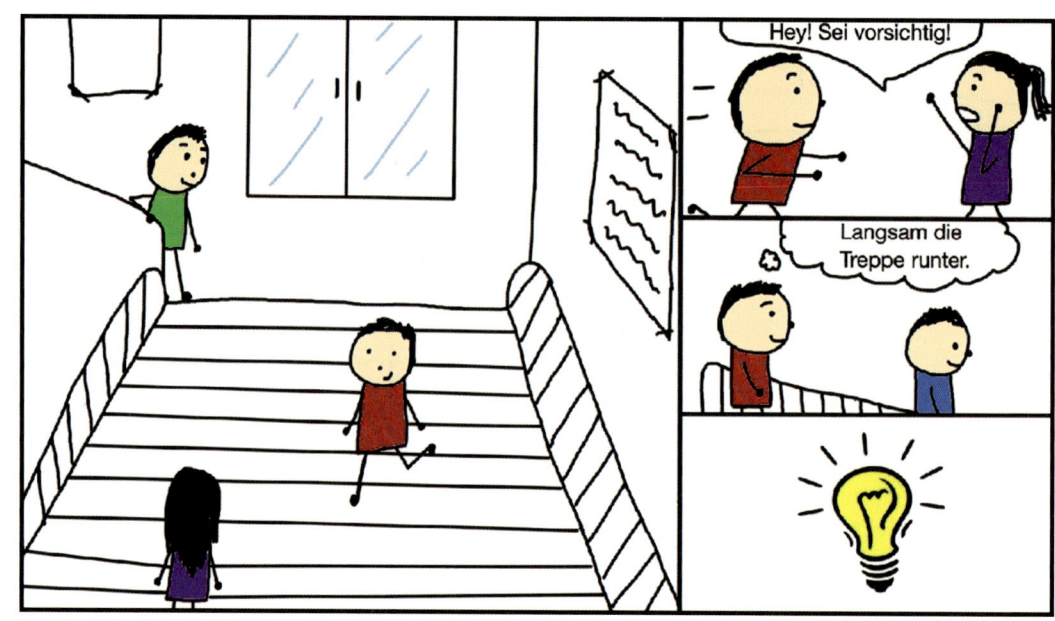

Es ist Pause und Du möchtest schnell nach draußen.
Was denkst/sagst/tust Du?

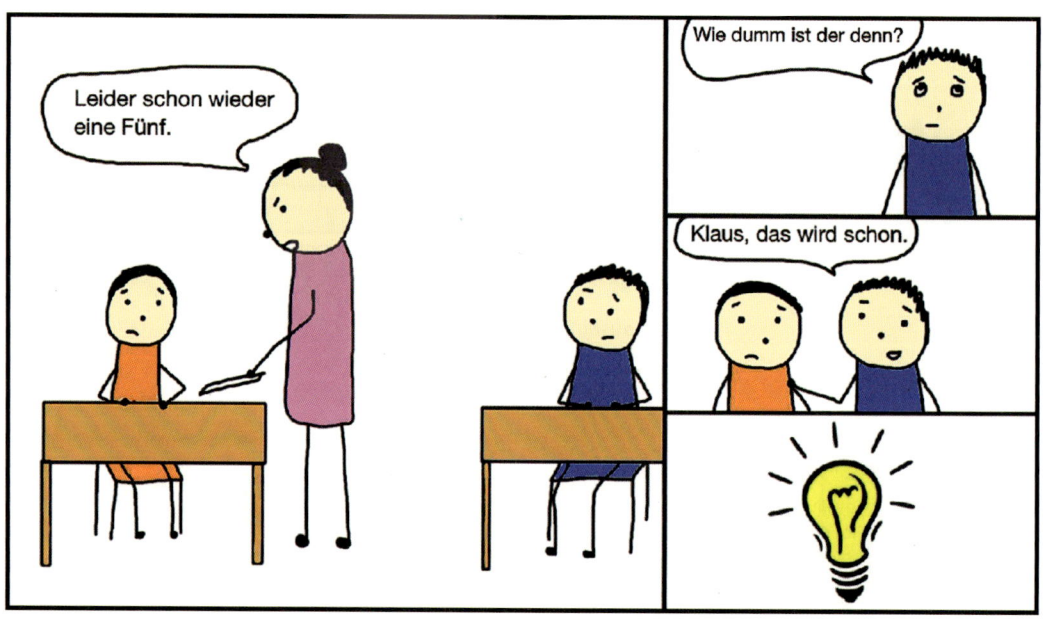

Dein Nachbar hat eine schlechte Zensur bekommen.
Was denkst/sagst/tust Du?

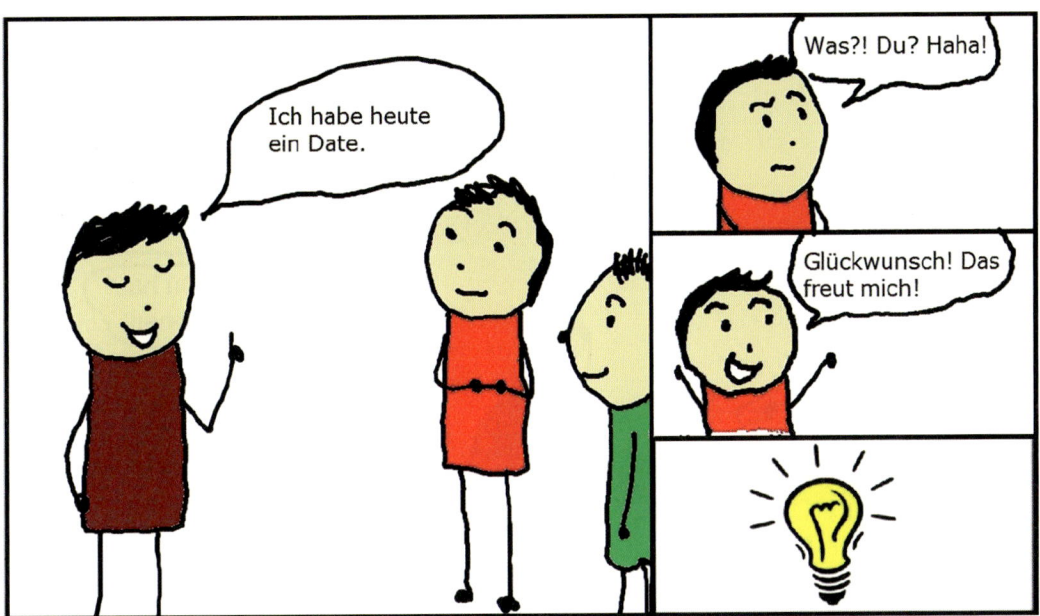

Dein Freund erzählt Euch, dass er heute ein Date hat.
Was denkst/sagst/tust Du?

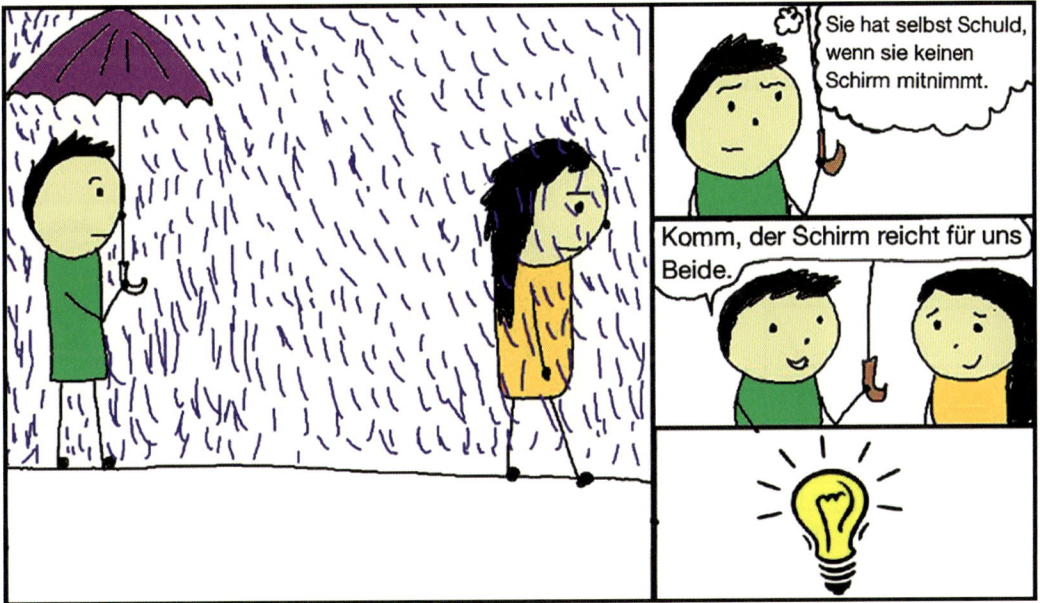

Es regnet in Strömen und ein Mädchen aus der Nachbarklasse geht vor Dir im Regen nach Hause.
Was denkst/sagst/tust Du?

---

3 Ziele für positives Sozialverhalten

LZZ 1
Höflich sein, beliebt sein, Freunde bekommen

KZZ 1.1
Anforderungen befolgen

KZZ 1.2
Die Perspektiven der anderen berücksichtigen

KZZ 1.3
Auf andere Rücksicht nehmen

KZZ 1.4
Hilfsbereit sein und helfen

KZZ 1.5
Bescheiden sein

KZZ 1.3 Auf andere Rücksicht nehmen

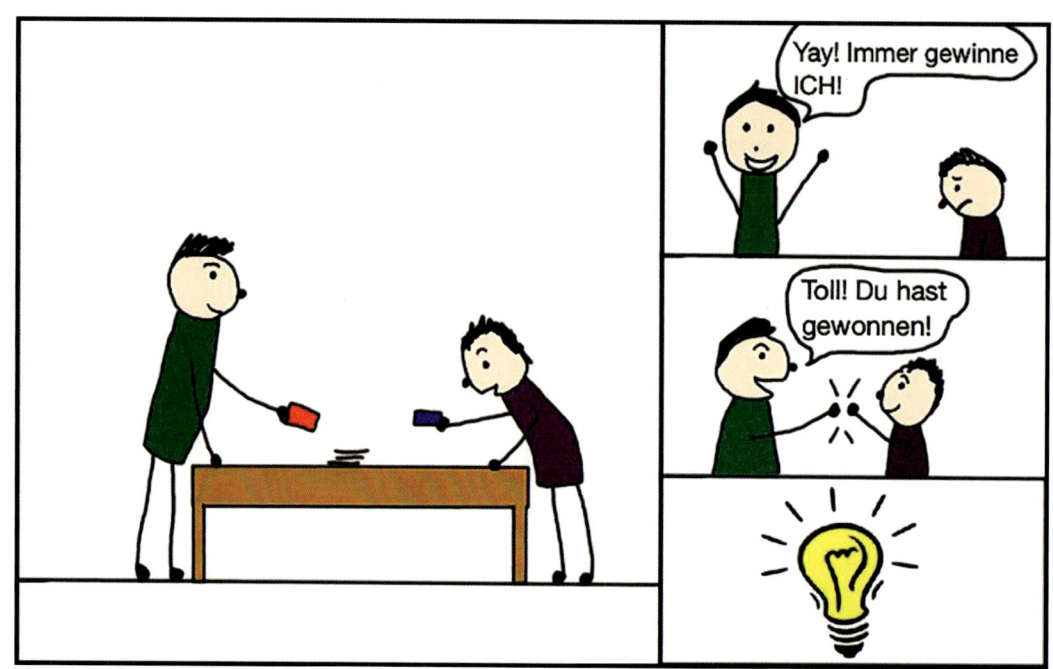

Dein kleiner Bruder spielt sein Lieblingskartenspiel mit Dir und möchte gern auch einmal gewinnen.
Was denkst/sagst/tust Du?

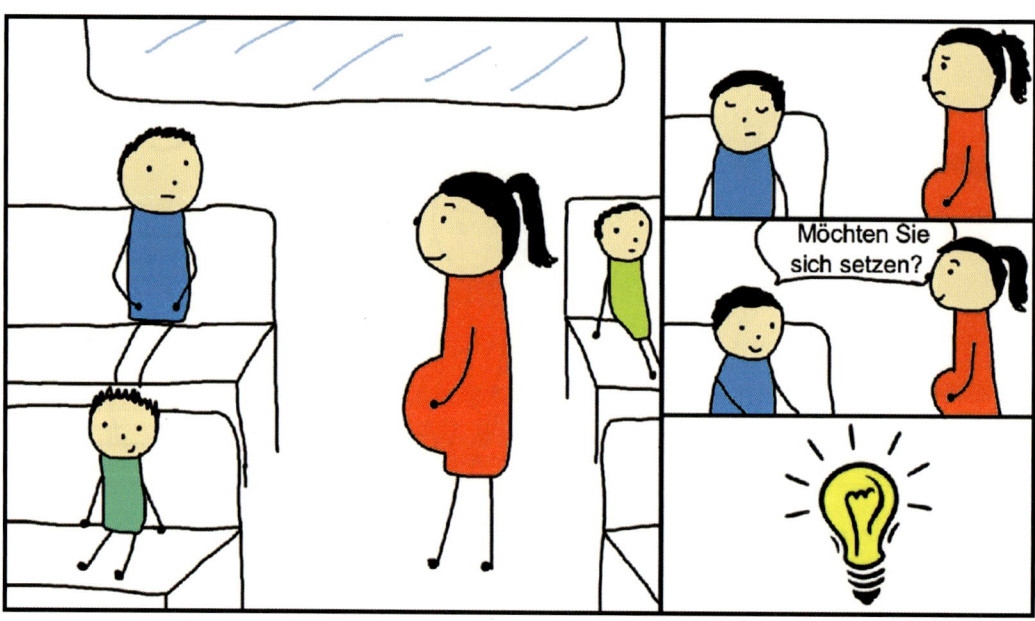

Eine schwangere Frau möchte sich gerne hinsetzen, doch der Bus ist voll.
Was denkst/sagst/tust Du

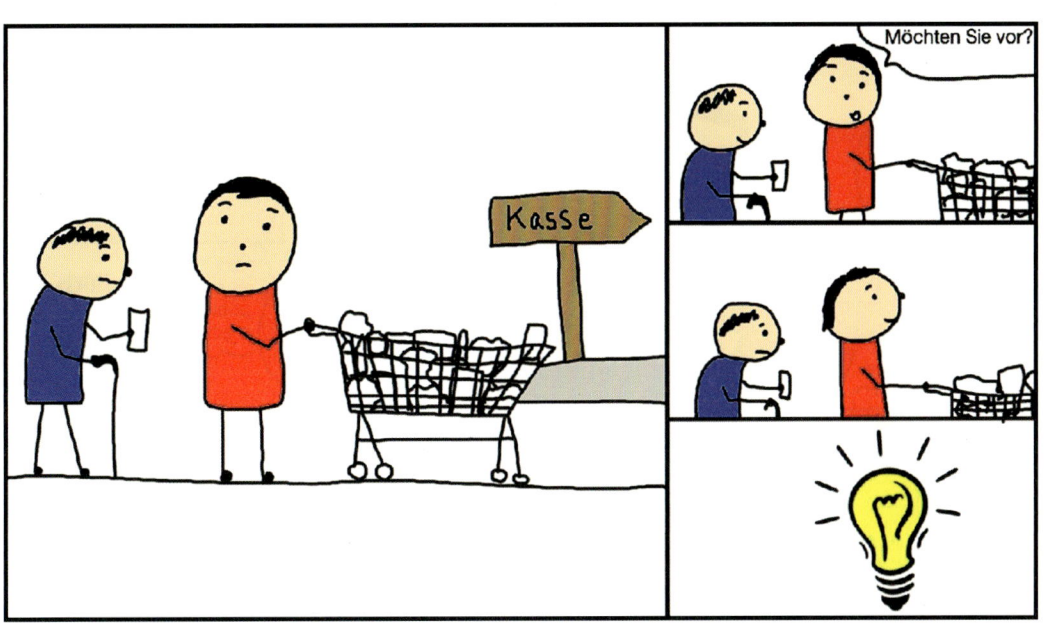

Der alte Mann hinter Dir hat nur eine Sache zum Einkaufen.
Was denkst/sagst/tust Du?

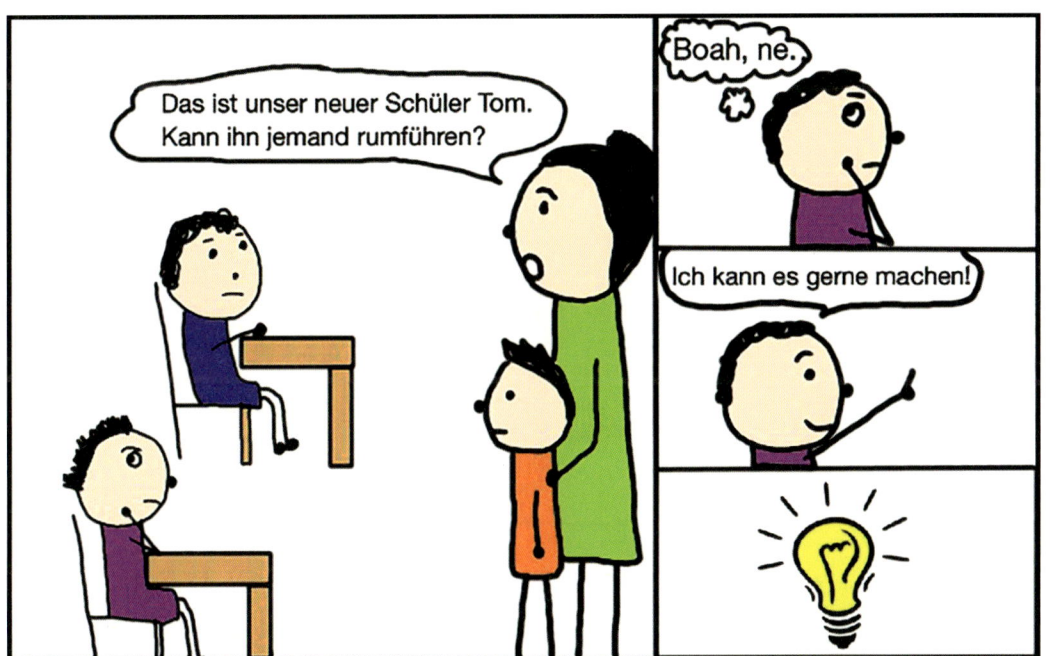

Es kommt ein neuer Schüler in die Klasse und irgendwer soll ihn einführen.
Was denkst/tust/sagst Du?

---

3 Ziele für positives Sozialverhalten

LZZ 1
Höflich sein, beliebt sein, Freunde bekommen

KZZ 1.1
Anforderungen befolgen

KZZ 1.2
Die Perspektiven der anderen berücksichtigen

KZZ 1.3
Auf andere Rücksicht nehmen

KZZ 1.4
Hilfsbereit sein und helfen

KZZ 1.5
Bescheiden sein

KZZ 1.4 Hilfsbereit sein und helfen

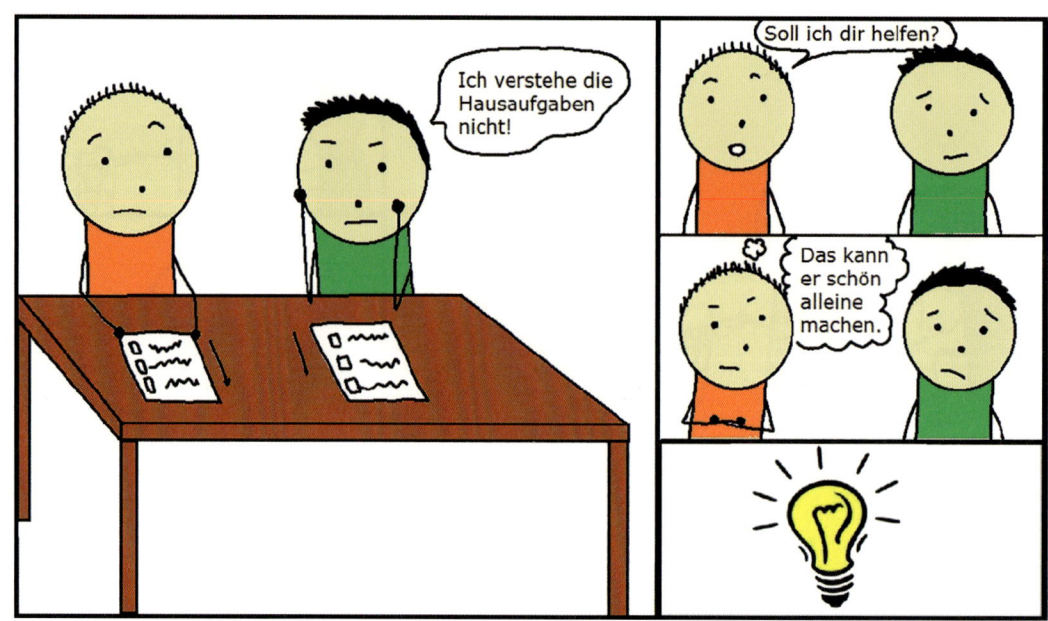

Dein Sitznachbar versteht die Hausaufgaben nicht.
Was denkst/tust/sagst Du?

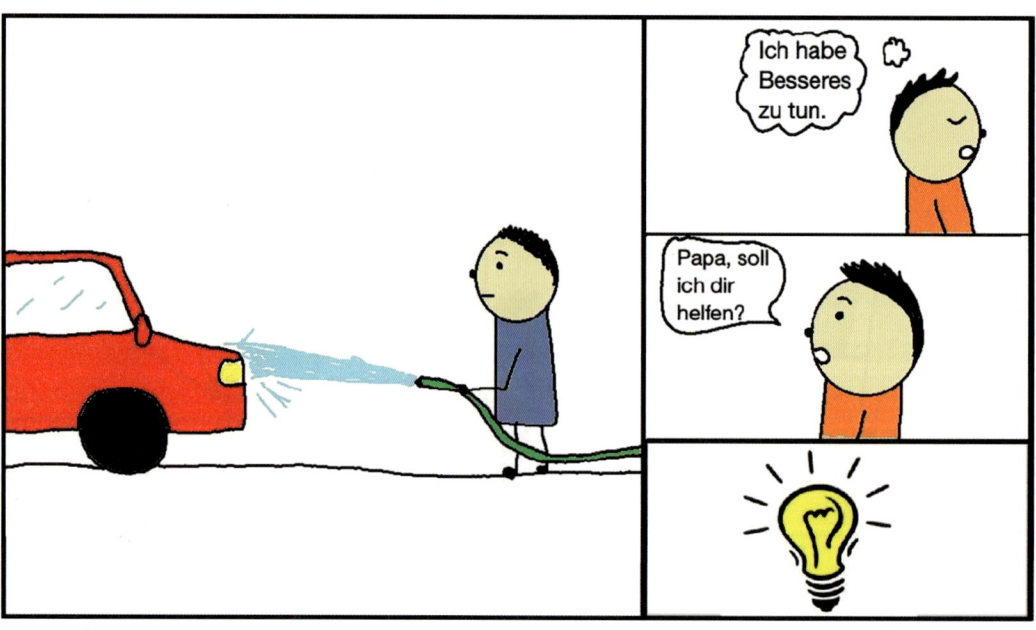

Dein Papa wäscht das Auto, obwohl er einen anstrengenden Tag hatte.
Was denkst/tust/sagst Du?

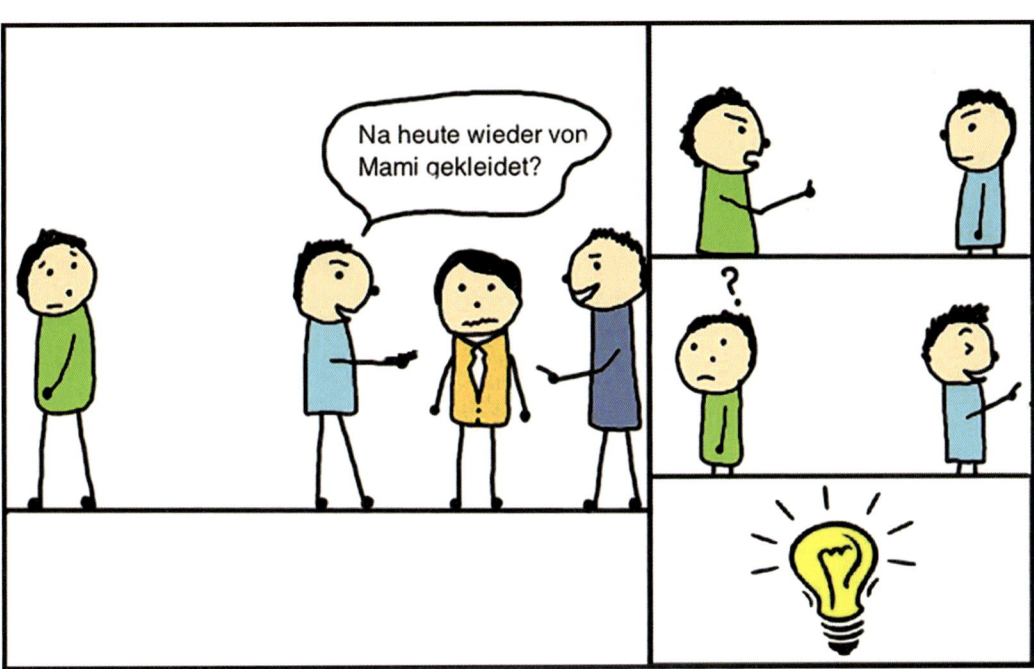

Dein Mitschüler wird von den anderen gemobbt.
Was denkst/sagst/tust Du?

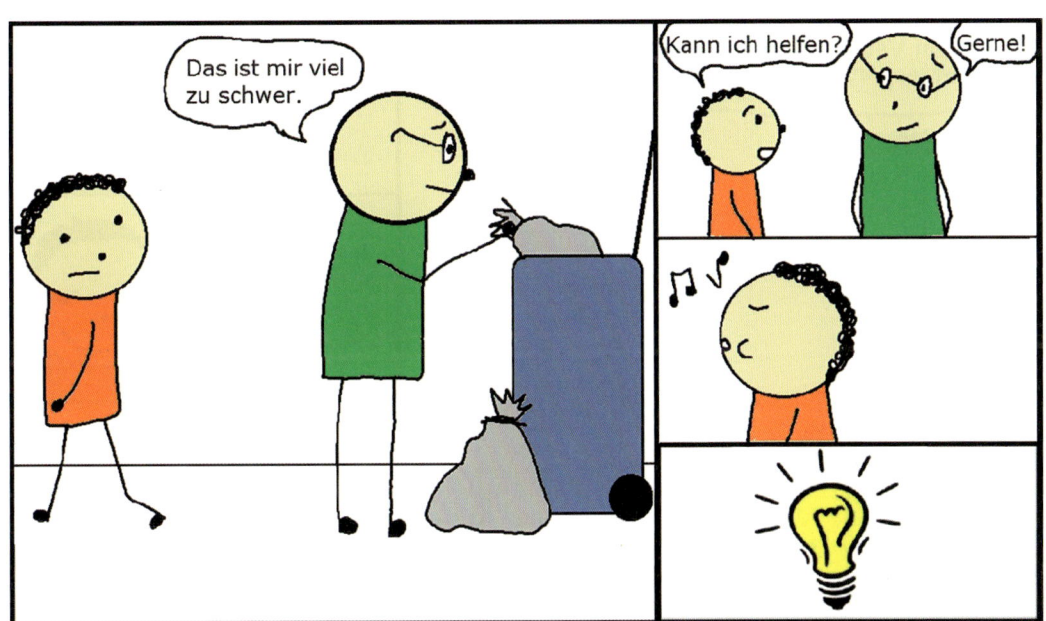

Du siehst, dass Dein Nachbar Hilfe braucht.
Was denkst/sagst/tust Du?

3 Ziele für positives Sozialverhalten

LZZ 1
Höflich sein, beliebt sein, Freunde bekommen

KZZ 1.1
Anforderungen befolgen

KZZ 1.2
Die Perspektiven der anderen berücksichtigen

KZZ 1.3
Auf andere Rücksicht nehmen

KZZ 1.4
Hilfsbereit sein und helfen

KZZ 1.5
Bescheiden sein

KZZ 1.5 Bescheiden sein

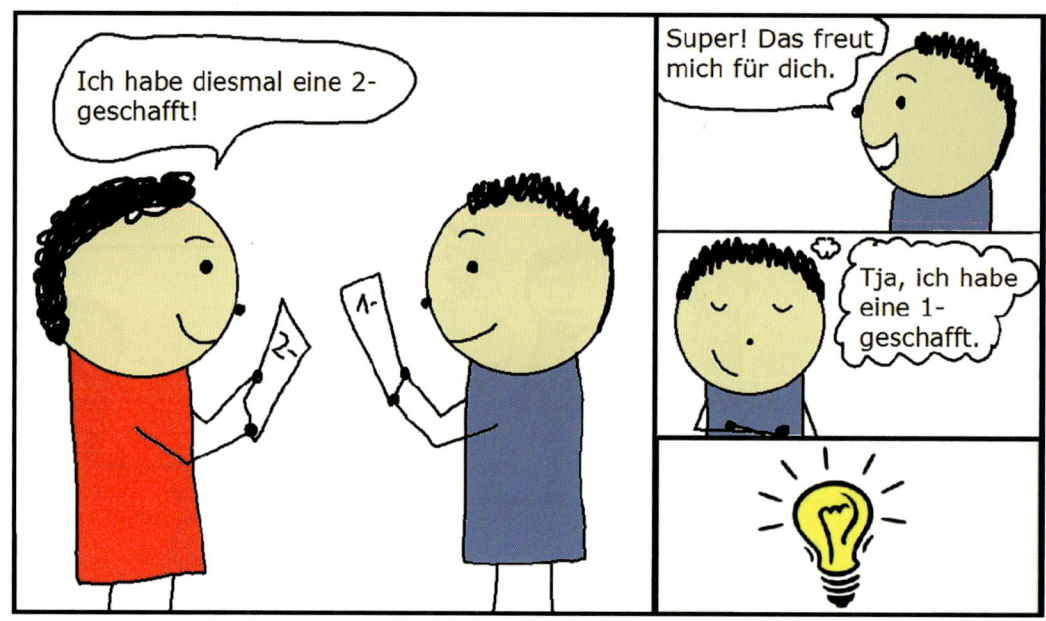

Du hast eine bessere Zensur als Dein Freund geschrieben.
Was denkst/sagst/tust Du?

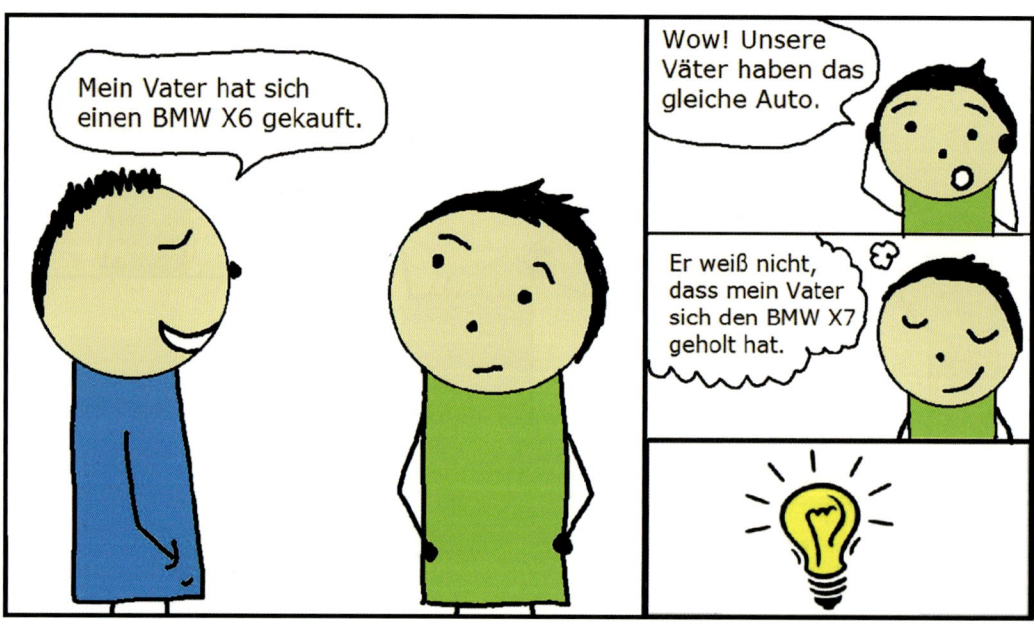

Dein Klassenkamerad erzählt, dass sein Vater ein neues Auto gekauft hat.
Was denkst/sagst/tust Du?

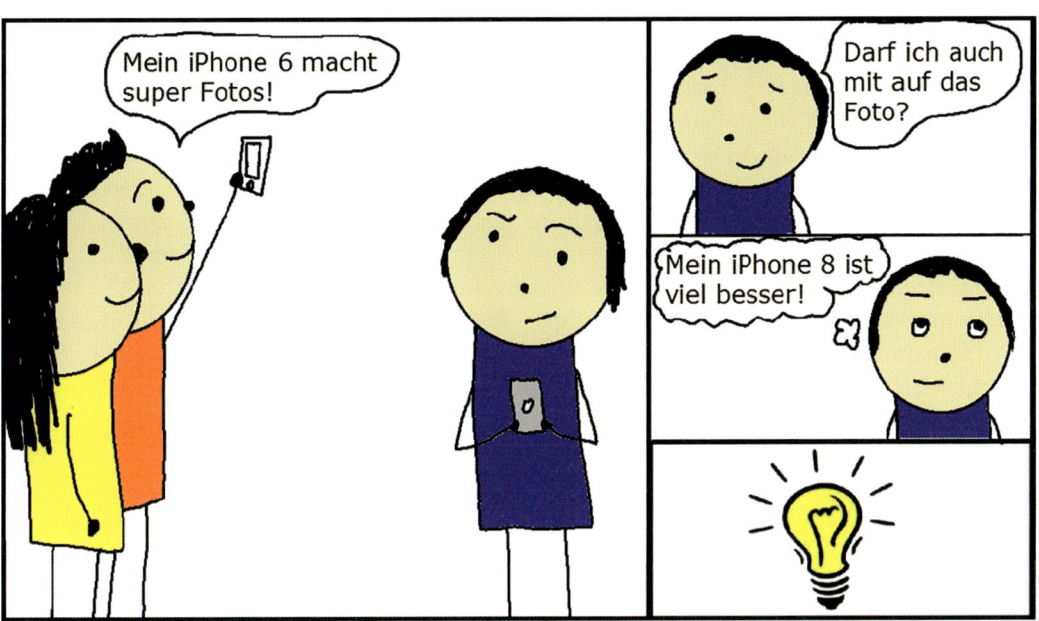

Zwei Freunde machen Selfies und reden darüber, was für tolle Bilder das iPhone 6 machen kann.
Was denkst/sagst/tust Du?

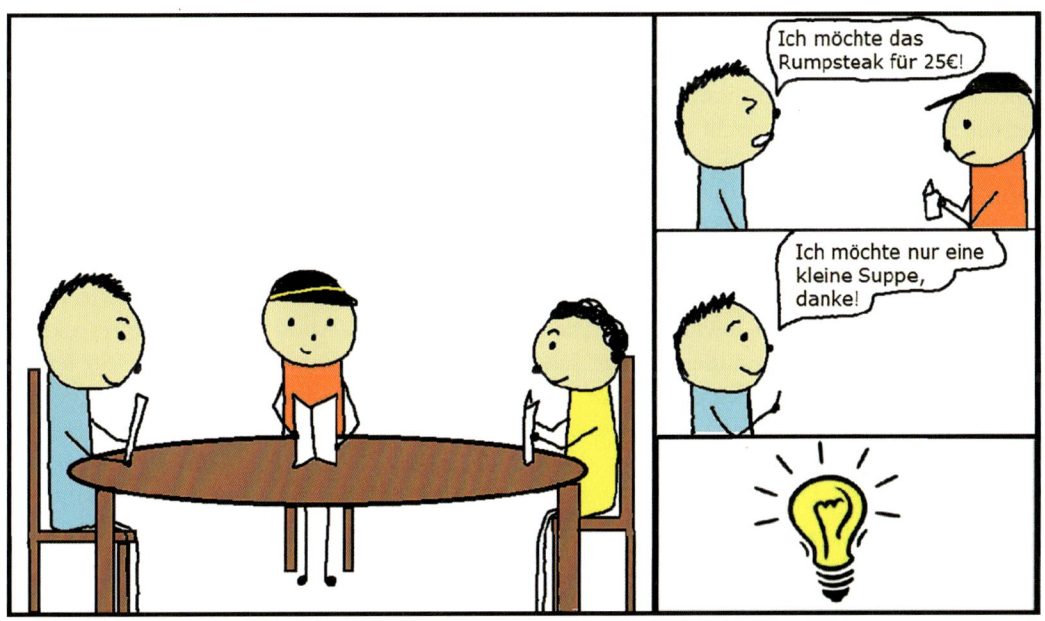

Der Vater Deines Freundes hat Euch zum Essen eingeladen.
Was denkst/sagst/tust Du?

3 Ziele für positives Sozialverhalten

LZZ 1

Höflich sein, beliebt sein, Freunde bekommen

KZZ 1.1
Anforderungen befolgen

KZZ 1.2
Die Perspektiven der anderen berücksichtigen

KZZ 1.3
Auf andere Rücksicht nehmen

KZZ 1.4
Hilfsbereit sein und helfen

KZZ 1.5
Bescheiden sein

LZZ 2 Zuverlässigkeit

3 Ziele für positives Sozialverhalten

LZZ 2 Zuverlässigkeit

KZZ 2.1 Regeln respektieren

KZZ 2.2 Tun, was man versprochen hat

KZZ 2.3 Tun, was erwartet wird

KZZ 2.4 Verantwortung für andere und die Umgebung haben

KZZ 2.5 Zeitplanung und pünktlich sein

Bei der Vorstellung unserer beiden Kinder für die erste Klasse der Deutschen Schule Singapur zeigten wir dem Konrektor stolz ihre bisherigen Arbeiten aus dem lokalen Montessori-Kindergarten. Dort hatten sie bereits Buchstaben und kurze Wörter geschrieben sowie erste Additionen gelernt. Ich wollte wissen, wie wir sie auf die Schule vorbereiten könnten. Der Konrektor sah sich die Unterlagen skeptisch an und meinte dann (in etwa) »Am Besten die Kinder vergessen alles was sie bisher schulisch gemacht haben. Man muss sich darauf verlassen, dass sie ihr Bestes geben und unabhängig vom Lob anderer sind. Als Beispiel: wenn sie einen Bagger bauen, müssen sie es so gut sie können allein machen, ohne dass sie dafür Lob erwarten.«

Man mag darüber streiten, ob die Haltung des Konrektors die unterschiedlichen Ansichten zu Unterricht und Lob beim deutschen und dem Singapurer Schulsystem wiederspiegelt. Sicher unbestritten ist jedoch die Erwartung des Konrektors von eigenständiger Arbeit, die gewissenhaft und zuverlässig gemacht wird. Dieses sind Qualitäten, die sowohl von Lehrern in der Schule als auch deutschen Arbeitnehmern erwartet werden. Besonders bei Stellen-Ausschreibungen in der Medizin, der Pharma- oder Autoindustrie steht Zuverlässigkeit meist an erster Stelle.

Zuverlässigkeit ist eine dauerhafte Verlässlichkeit von Personen, die vertrauenswürdig erscheinen und versprochen haben, etwas auszuführen. Der Begriff beinhaltet, dass man sich auf jemanden verlassen kann, der sorgfältig arbeitet und gewissenhaft etwas einhält, was er versprochen hat.

Erneut stellt sich die Frage danach, wie man diesen Wert im Miteinander in realistische Kurzzeitziele verwandeln kann. Wie bei den anderen Fernzielen können wir dabei nicht alle zugehörigen Unterziele abdecken, sondern nur zentrale Verhaltensziele aufzeigen. Hierbei sei daran erinnert, dass die Cartoon-Beispiele nur eine Anregung sein sollen und weitere Alltagssituationen zum Üben genutzt werden sollten. Wir haben hierbei die folgenden KZZs herausgegriffen:

Der Respekt von Regeln ist in der Grundschule ein wichtiges Verhaltensziel, da sorgfältiges Arbeiten, pünktliches Erscheinen zum Unterricht und ein respektvolles und friedliches Miteinander eine wichtige Grundlage für erfolgreiche Beschulung sind. Viele Regeln ergeben sich im Laufe des alltäglichen Schulgeschehens, wie die Erwartung, dass man aus der Pause pünktlich zurückkommt, die Stühle hochstellt, das Handy nicht in der Klasse nutzt, nicht im Unterricht isst, nicht redet, wenn der Lehrer spricht, sich zum Sport umzieht etc. Zum Teil erfolgen Hinweise auf eine Regel aber erst, wenn diese bereits überschritten ist (z. B. »Seid leise!«). In einigen Schulen werden Regeln explizit gemacht durch Poster in der Klasse oder token-Systeme an der Wand, bei denen Kinder für das Einhalten bestimmter Regeln Pluspunkte bekommen. Hierbei werden neben ruhigem Arbeiten meist Sorgfalt, Pünktlichkeit und Hilfsbereitschaft betont. Wie bereits eingangs bei der Beschreibung des STAR-Programms erwähnt, kann es hilfreich sein, diese Regeln bereits zu Beginn des Schuljahrs gezielt zu üben (▶ Kap. 2).

Das Befolgen von expliziten oder impliziten Regeln setzt voraus, dass Eltern, Lehrer und andere Autoritätspersonen sowie mündliche oder schriftliche Verbote und Gebote respektiert werden. Dieses trifft auch außerhalb des schulischen und häuslichen Umfelds zu. So lernen Kinder, den Hausmeister, Trainer, Pastor, Verkäufer oder Polizisten zu respektieren und auf Verkehrsregeln und Hinweisschilder zu achten (▶ KZZ 2.1).

Kinder sollten im Zuhause und in der Schule angeleitet werden, das zu tun, was sie versprochen haben. Das kann die tägliche Hausaufgabe sein, das Packen der Schultasche am Vorabend oder das Vorbereiten ihres Teils einer Gruppenarbeit (▶ KZZ 2.2).

Daneben gibt es zahlreiche Erwartungen, an die man sich halten muss. So erwarten Eltern meist, dass Kinder kleine Haushaltspflichten mit übernehmen. Auch gilt es als höflich, die SMS zu beantwortet oder sich zu melden, falls etwas Ungewöhnliches passiert oder ein Versprechen nicht eingehalten werden kann. Auch was das Abschließen des Fahrrads oder der Haustür betrifft, vertrauen Eltern darauf, dass sich ihre Kinder zuverlässig verhalten (▶ KZZ 2.3).

Verantwortung zu übernehmen ist ein weiteres Teilziel auf dem Weg zu einem zuverlässigen Erwachsenen. Das beginnt oft bereits damit, dass Kinder sich um Tiere oder jüngere Geschwister kümmern müssen. Auch die Hilfe für behinderte oder schwächere Mitschüler oder Familienangehörige gehört dazu. Angesichts der begrenzten Energie-Ressourcen gehört auch das Ausschalten von Glühbirnen, die Trennung von Müll und der vernünftige Umgang mit Nahrungsmitteln, Papier und anderen Wertstoffen zu einem verantwortlichen Leben (▶ KZZ 2.4).

Pünktlichkeit und angemessene Zeitplanung sind wichtige Voraussetzungen für eine erfolgreiche Beschulung. Beides spielt aber auch bei den meisten Berufen eine zentrale Rolle. Neben dem pünktlichen Erscheinen zu Bus oder Bahn, den Schulstunden oder der Rückkehr aus der Pause müssen Kinder lernen, Ereignisse rechtzeitig vorzubereiten und gut zu planen. So müssen Klassenarbeiten, Projekte oder Einladungen zum Geburtstag zeitlich gut organisiert werden (▶ KZZ 2.5).

Eine weitere wichtige Eigenschaft von einem zuverlässigen Schüler oder Arbeitnehmer ist die Sorgfalt seiner Arbeit. Dieses verlangt Aufmerksamkeit und Gewissenhaftigkeit, auch da durch gründliches und präzises Arbeiten Risiken und Strafen vermieden werden können. Beides fällt allerdings vielen Kindern zunehmend schwer, da sie durch soziale Medien leicht abgelenkt sind.

Tab. 3.2: LZZ 2 Zuverlässigkeit

Name des Schülers	Cartoon	Rollenspiel	Video-Modellierung	Diskussion
Datum				
LZZ 2 Zuverlässigkeit				
KZZ 2.1 Regeln respektieren				
• Entscheidungen der Schule respektieren				
• Verhaltensregeln respektieren				
• Autorität respektieren				
• Regeln in der Öffentlichkeit respektieren				
KZZ 2.2 Tun, was man versprochen hat				
• Hausaufgaben machen				
• Auf E-Mails antworten				
• Tasche für die Schule zeitlich packen				
• Hund füttern				
KZZ 2.3 Tun, was erwartet wird				
• Sein Bestes geben				
• Den Geschirrspüler ausräumen				
• Wäsche in den Korb legen				
• Die Haustüre abschließen				
KZZ 2.4 Verantwortung für andere und die Umgebung haben				
• Babysitten				
• Den Rollifahrer mitnehmen				
• Essen nicht wegwerfen				
• Licht ausschalten				
KZZ 2.5 Zeitplanung und pünktlich sein				
• Nicht zu lange duschen				
• Pünktlich zum Praktikum erscheinen				
• Einladung pünktlich verschicken				
• Pünktlich zum Zug kommen				

3 Ziele für positives Sozialverhalten

LZZ 2 Zuverlässigkeit

KZZ 2.1 Regeln respektieren

KZZ 2.2 Tun, was man versprochen hat

KZZ 2.3 Tun, was erwartet wird

KZZ 2.4 Verantwortung für andere und die Umgebung haben

KZZ 2.5 Zeitplanung und pünktlich sein

3 Ziele für positives Sozialverhalten

LZZ 2 Zuverlässigkeit

KZZ 2.1 Regeln respektieren

KZZ 2.2 Tun, was man versprochen hat

KZZ 2.3 Tun, was erwartet wird

KZZ 2.4 Verantwortung für andere und die Umgebung haben

KZZ 2.5 Zeitplanung und pünktlich sein

KZZ 2.1 Regeln respektieren

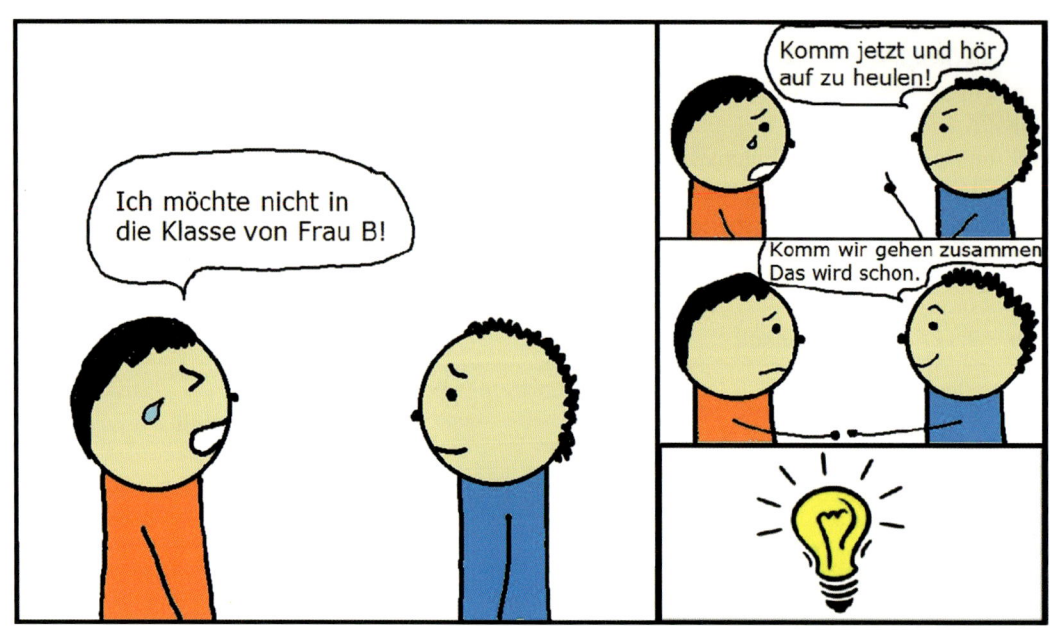

Dein Freund möchte nicht in die neue Klasse gehen.
Was denkst/sagst/tust Du?

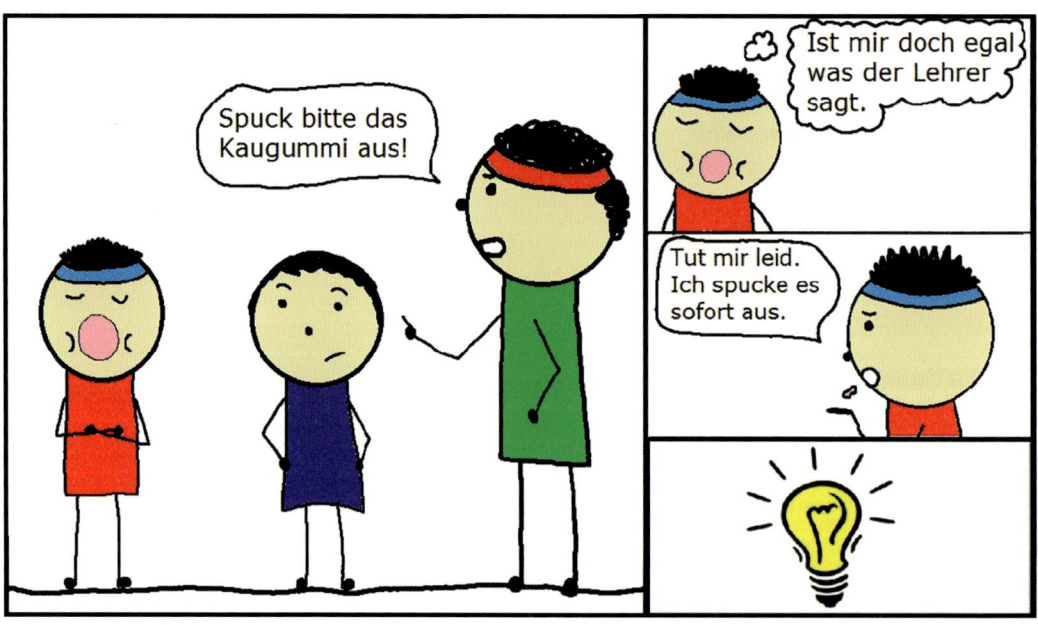

Dein Lehrer bittet dich, das Kaugummi auszuspucken.
Was denkst/sagst/tust Du?

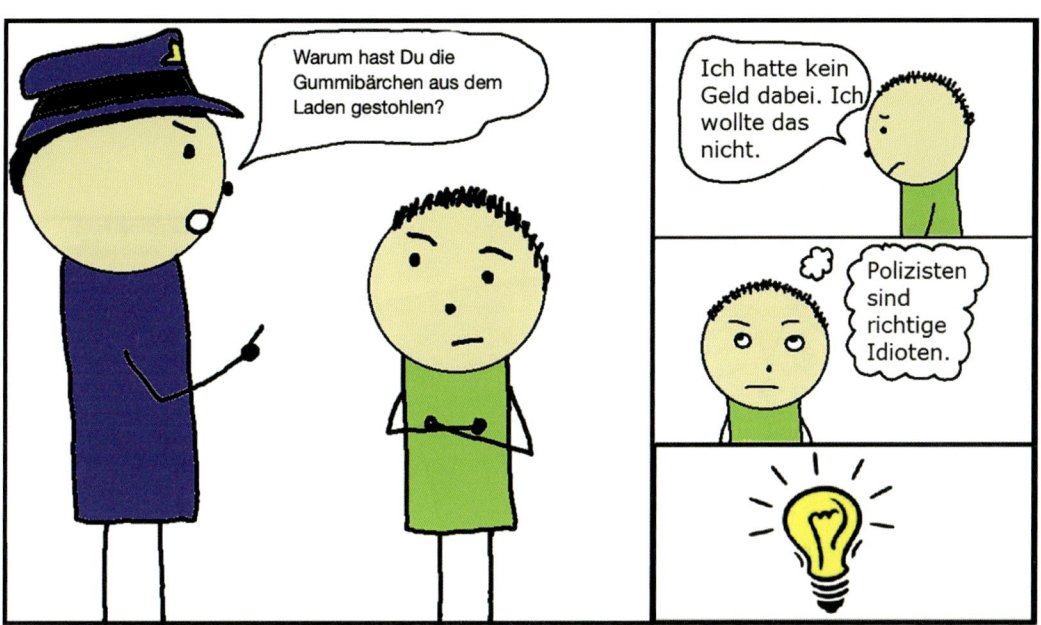

Du wurdest beim Stehlen von Gummibärchen erwischt.
Was denkst/sagst/tust Du?

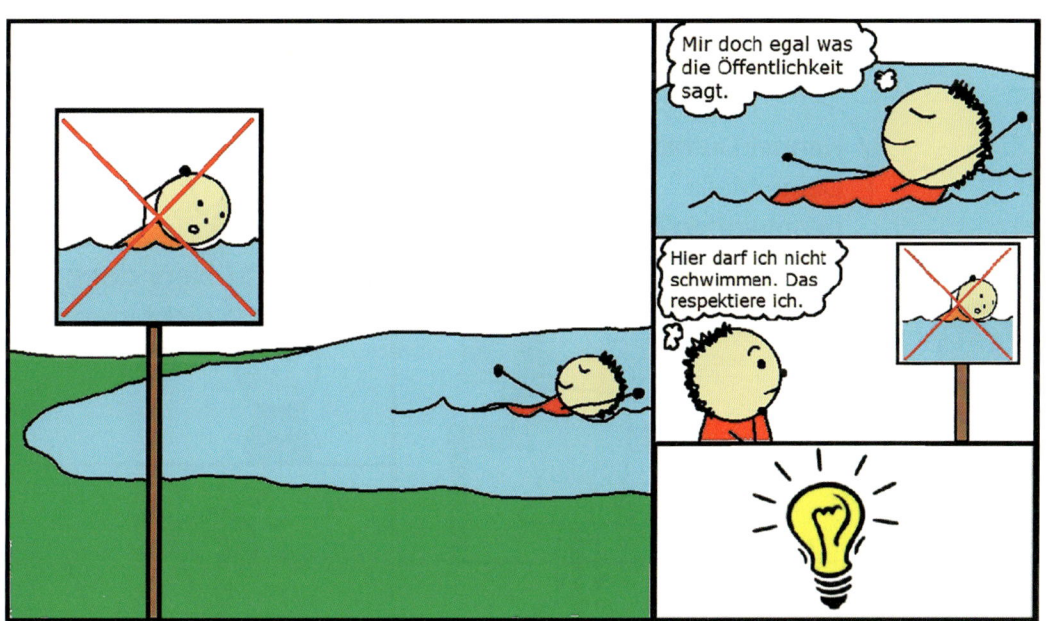

Du siehst, dass im See nicht geschwommen werden darf.
Was denkst/sagst/tust Du?

3 Ziele für positives Sozialverhalten

LZZ 2

Zuverlässigkeit

KZZ 2.1
Regeln respektieren

KZZ 2.2
Tun, was man versprochen hat

KZZ 2.3
Tun, was erwartet wird

KZZ 2.4
Verantwortung für andere und die Umgebung haben

KZZ 2.5
Zeitplanung und pünktlich sein

KZZ 2.2 Tun, was man versprochen hat

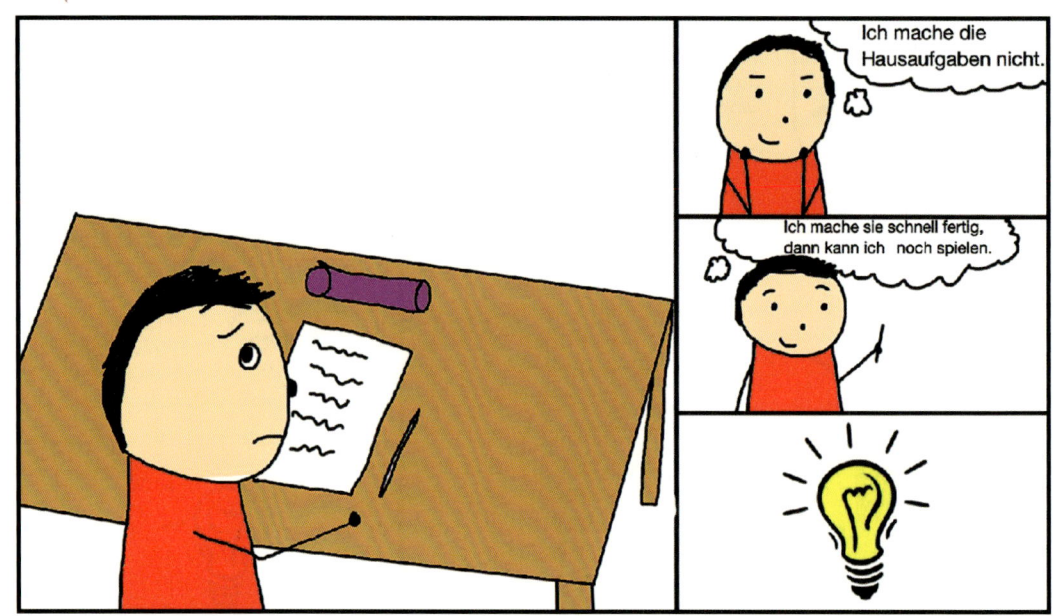

Du wolltest bis morgen die Fehler in der Hausaufgabe korrigieren.
Was denkst/sagst/tust Du?

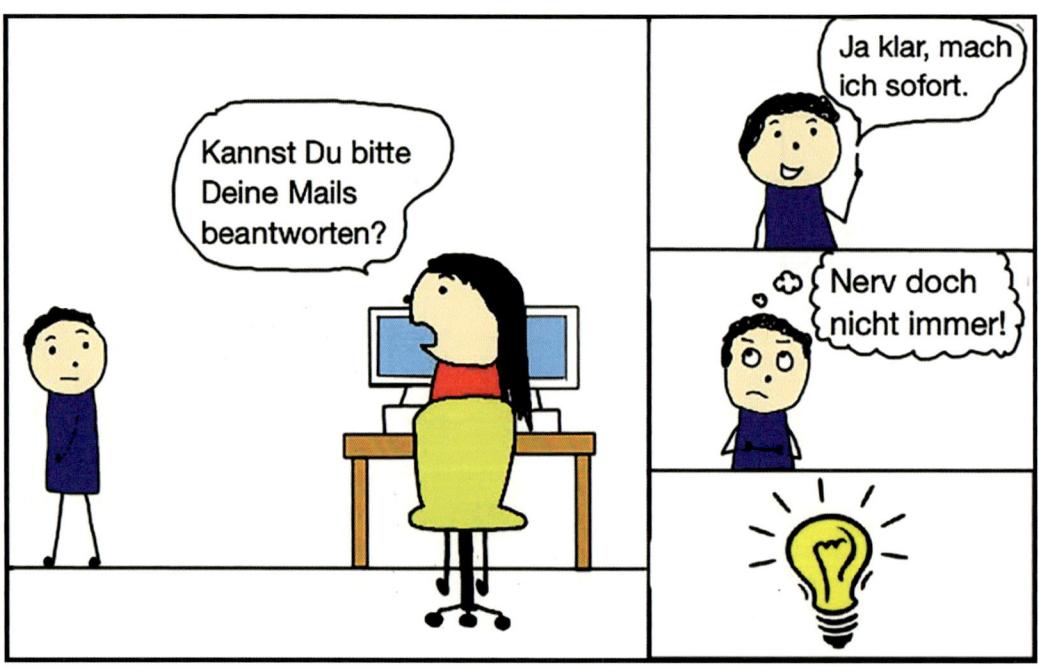

Deine Mutter bittet Dich darum, Deine Mails zu beantworten.
Was denkst/sagst/tust Du?

3 Ziele für positives Sozialverhalten

LZZ 2

Zuverlässigkeit

KZZ 2.1 Regeln respektieren

KZZ 2.2 Tun, was man versprochen hat

KZZ 2.3 Tun, was erwartet wird

KZZ 2.4 Verantwortung für andere und die Umgebung haben

KZZ 2.5 Zeitplanung und pünktlich sein

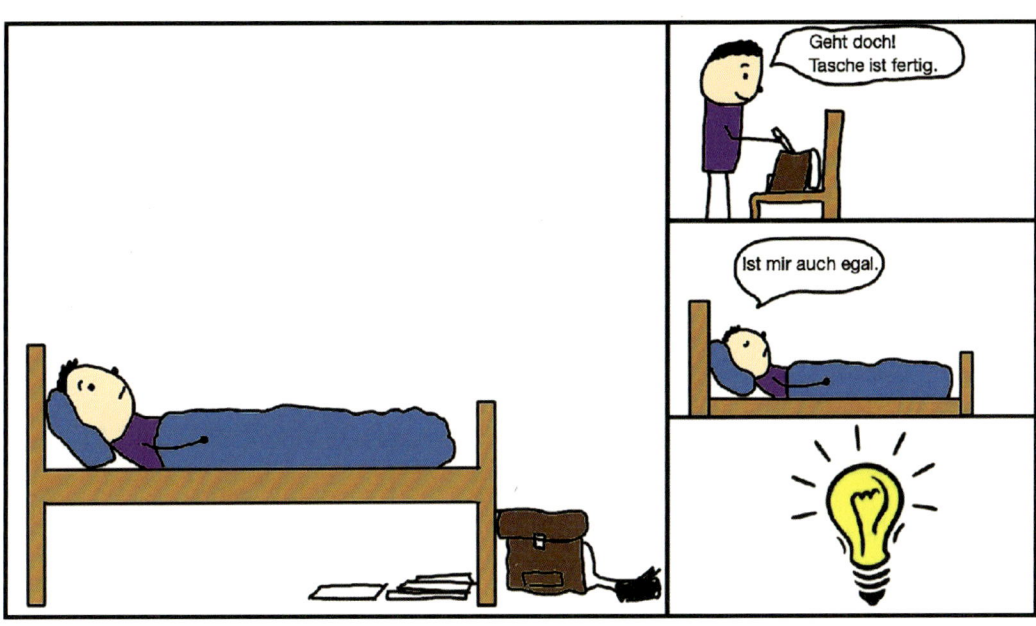

Du liegst gemütlich im Bett, aber Deine Tasche ist noch nicht gepackt.
Was denkst/sagst/tust Du?

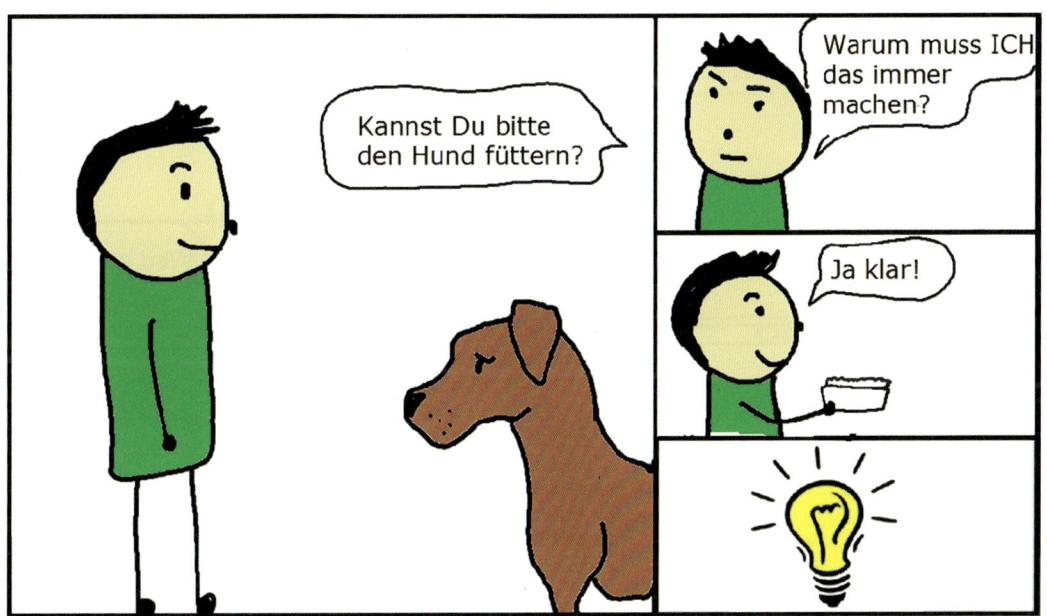

Deine Mutter erinnert Dich, dass Du versprochen hast, den Hund zu füttern.
Was denkst/sagst/tust Du?

3 Ziele für positives Sozialverhalten

LZZ 2 Zuverlässigkeit

KZZ 2.1 Regeln respektieren

KZZ 2.2 Tun, was man versprochen hat

KZZ 2.3 Tun, was erwartet wird

KZZ 2.4 Verantwortung für andere und die Umgebung haben

KZZ 2.5 Zeitplanung und pünktlich sein

KZZ 2.3 Tun, was erwartet wird

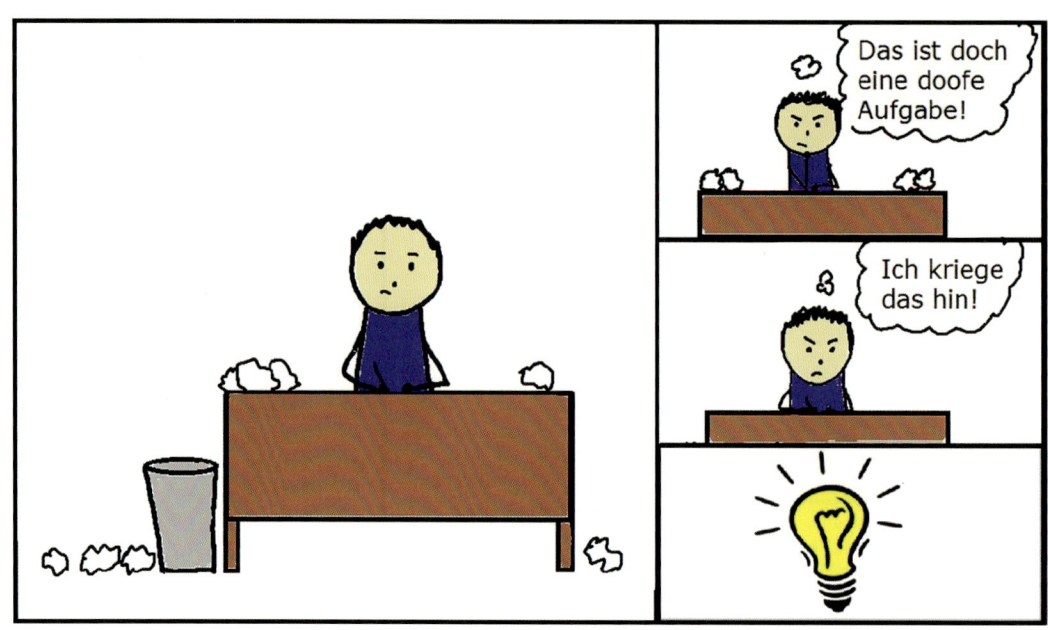

Du musst einen Aufsatz schreiben, aber es fällt Dir schwer.
Was denkst/sagst/tust Du?

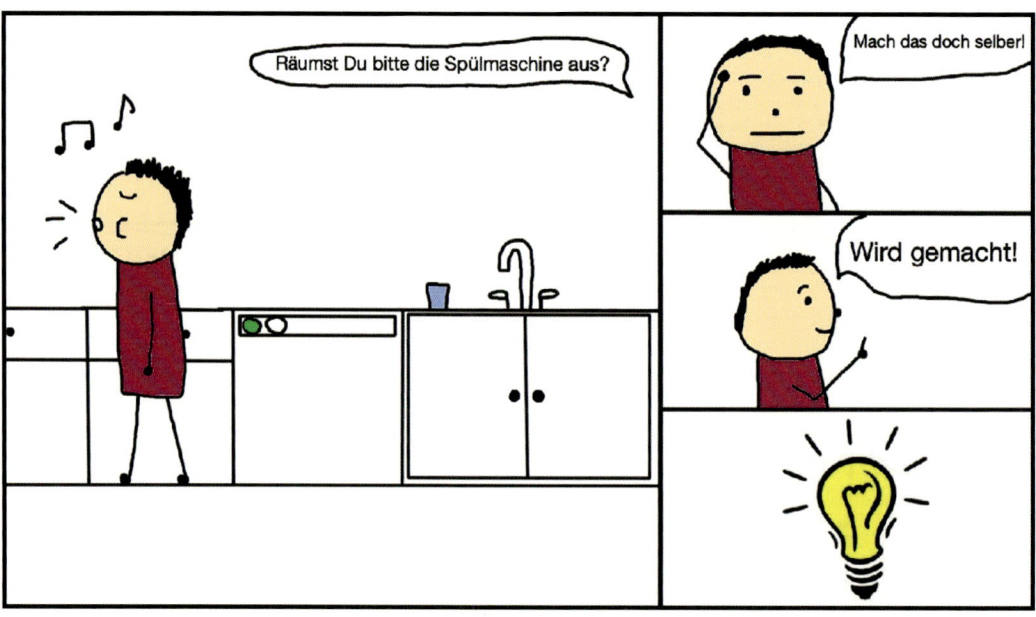

Deine Mutter möchte, dass Du die Spülmaschine ausräumst.
Was denkst/sagst/tust Du?

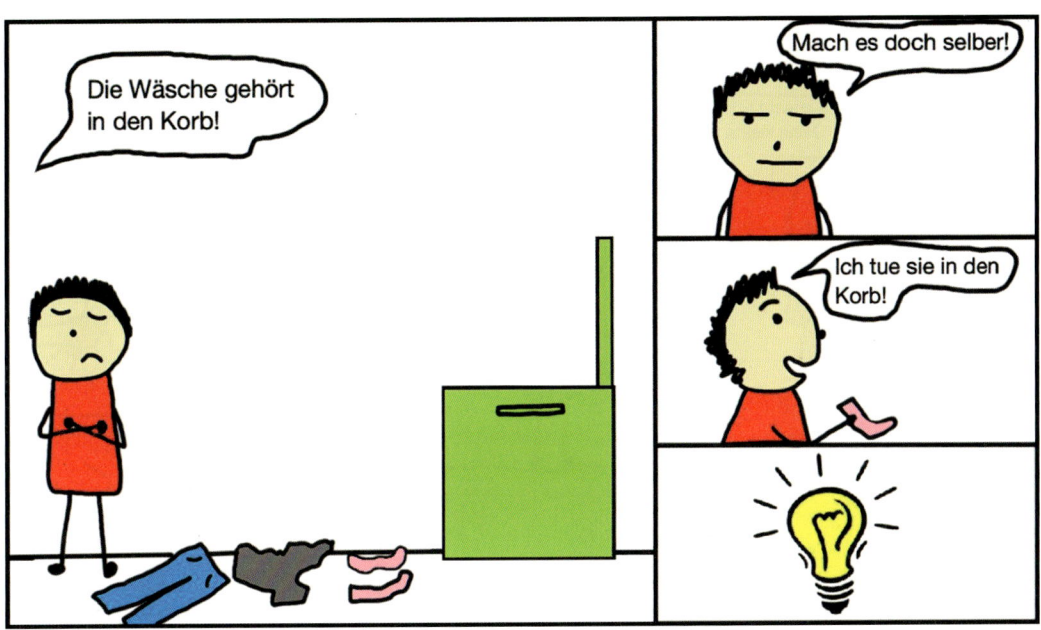

Du sollst Deine Wäsche in den Korb tun.
Was denkst/sagst/tust Du?

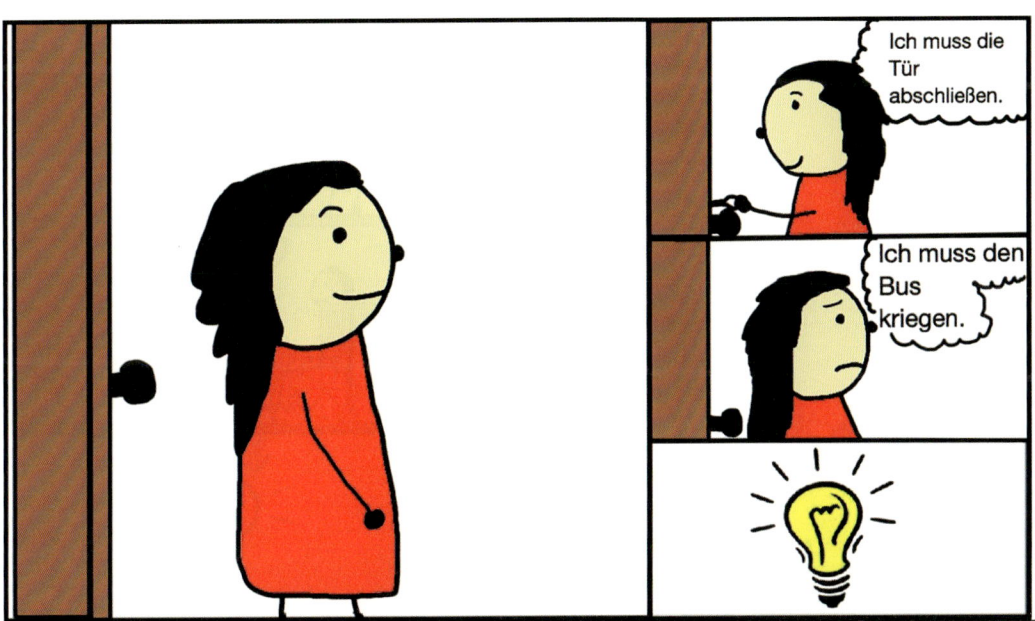

Du hast es eilig und musst noch die Tür abschließen.
Was denkst/sagst/tust Du?

---

3 Ziele für positives Sozialverhalten

LZZ 2

Zuverlässigkeit

KZZ 2.1
Regeln respektieren

KZZ 2.2
Tun, was man versprochen hat

KZZ 2.3
Tun, was erwartet wird

KZZ 2.4
Verantwortung für andere und die Umgebung haben

KZZ 2.5
Zeitplanung und pünktlich sein

3 Ziele für positives Sozialverhalten

LZZ 2 Zuverlässigkeit

KZZ 2.1 Regeln respektieren

KZZ 2.2 Tun, was man versprochen hat

KZZ 2.3 Tun, was erwartet wird

KZZ 2.4 Verantwortung für andere und die Umgebung haben

KZZ 2.5 Zeitplanung und pünktlich sein

KZZ 2.4 Verantwortung für andere und die Umgebung haben

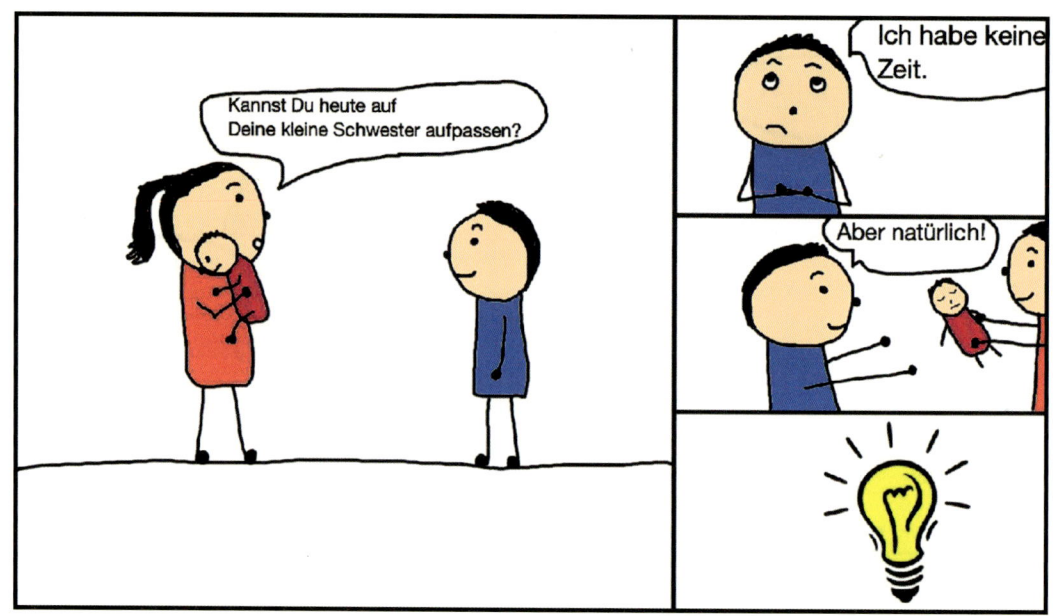

Du sollst heute Abend auf Deine kleine Schwester aufpassen.
Was denkst/sagst/tust Du?

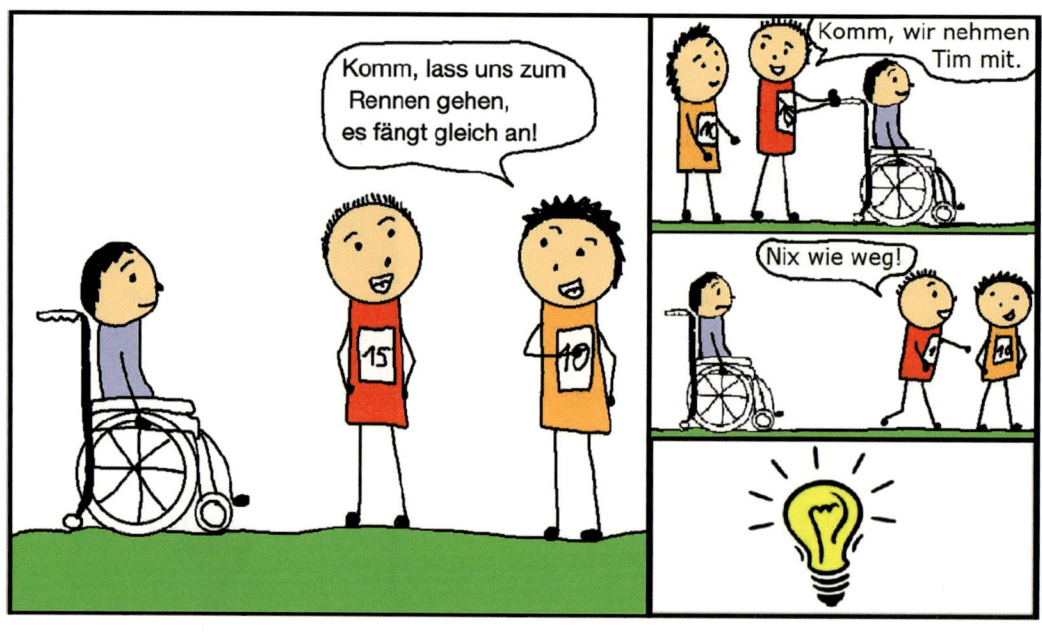

Dein Freund holt Dich für das Rennen ab.
Was denkst/tust/sagst Du?

3 Ziele für positives Sozialverhalten

LZZ 2
Zuverlässigkeit

KZZ 2.1
Regeln respektieren

KZZ 2.2
Tun, was man versprochen hat

KZZ 2.3
Tun, was erwartet wird

KZZ 2.4
Verantwortung für andere und die Umgebung haben

KZZ 2.5
Zeitplanung und pünktlich sein

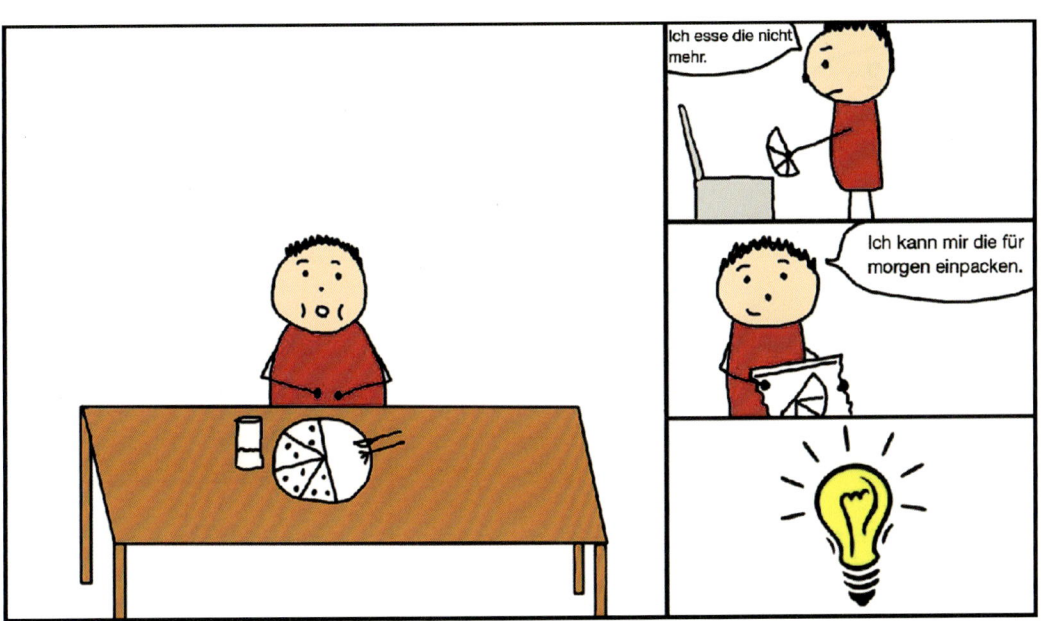

Du schaffst Deine Pizza nicht mehr.
Was denkst/sagst/tust Du?

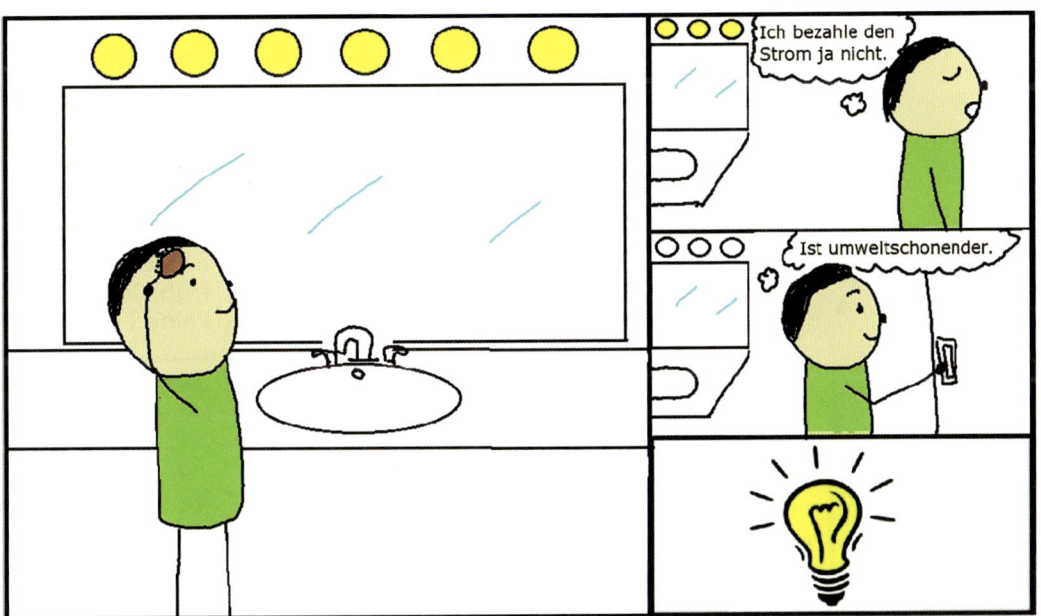

Im Badezimmer hast Du die Lichter angemacht und machst Dich für die Schule fertig.
Was denkst/sagst/tust Du beim Rausgehen?

3 Ziele für positives Sozialverhalten

LZZ 2 Zuverlässigkeit

KZZ 2.1 Regeln respektieren

KZZ 2.2 Tun, was man versprochen hat

KZZ 2.3 Tun, was erwartet wird

KZZ 2.4 Verantwortung für andere und die Umgebung haben

KZZ 2.5 Zeitplanung und pünktlich sein

KZZ 2.5 Zeitplanung und pünktlich sein

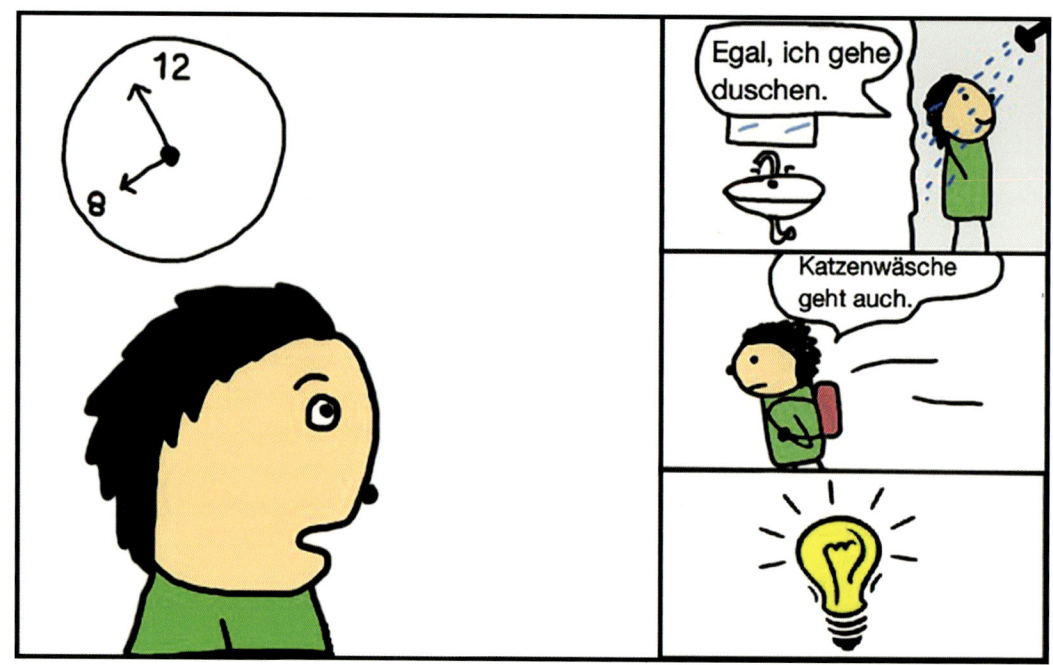

Es ist schon spät für die Schule, aber Du möchtest noch duschen.
Was denkst/sagst/tust Du?

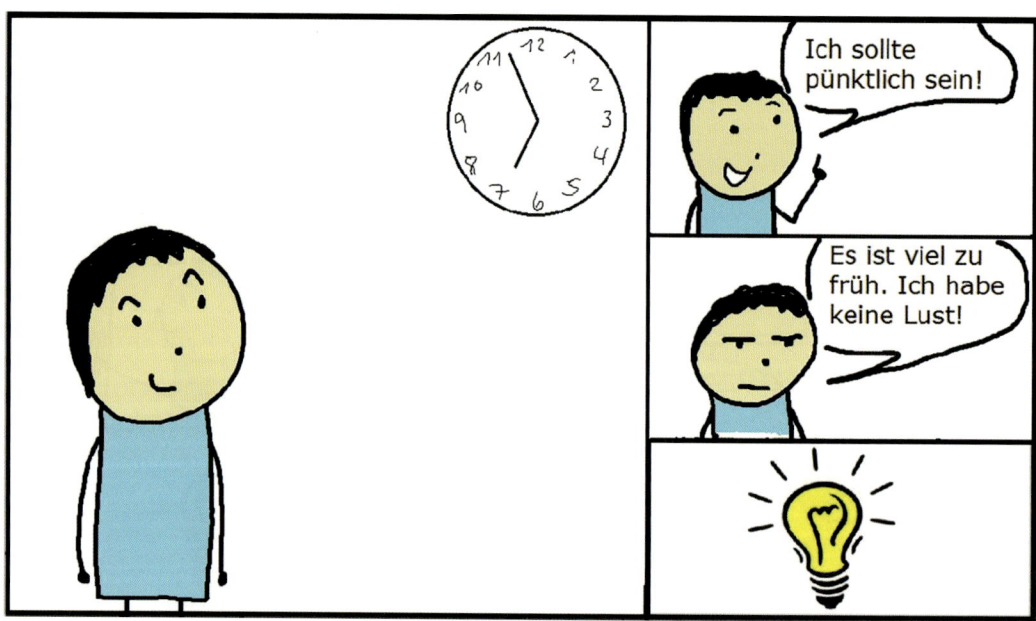

Du hast Deinen ersten Praktikumstag und sollst pünktlich da sein.
Was denkst/sagst/tust Du?

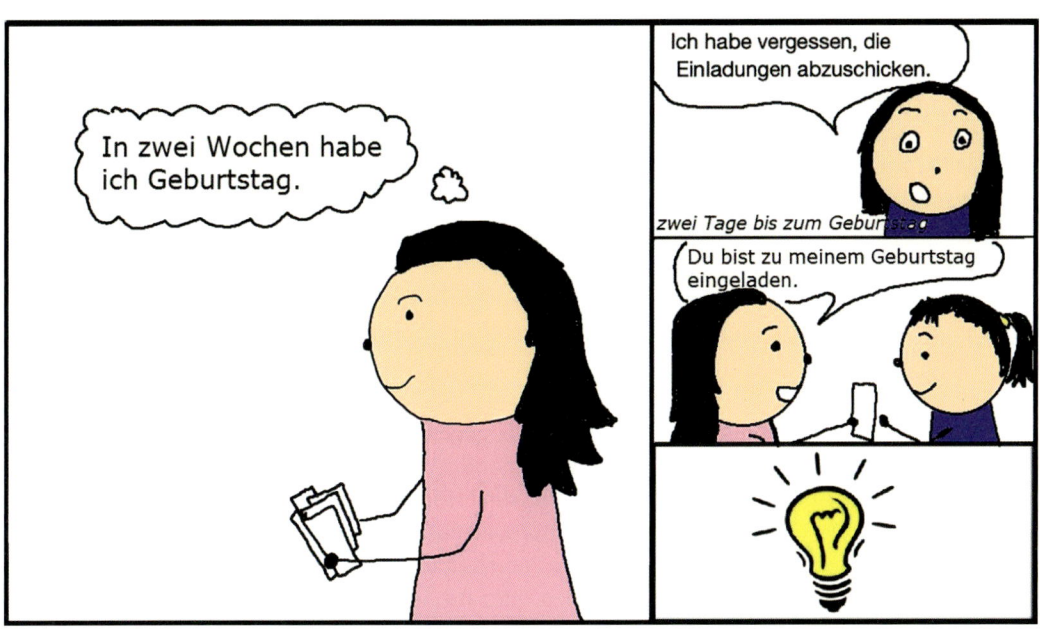

Du hast in zwei Wochen Geburtstag und solltest eigentlich Einladungen verteilen.
Was denkst/sagst/tust Du?

3 Ziele für positives Sozialverhalten

LZZ 2
Zuverlässigkeit

KZZ 2.1
Regeln respektieren

KZZ 2.2
Tun, was man versprochen hat

KZZ 2.3
Tun, was erwartet wird

KZZ 2.4
Verantwortung für andere und die Umgebung haben

KZZ 2.5
Zeitplanung und pünktlich sein

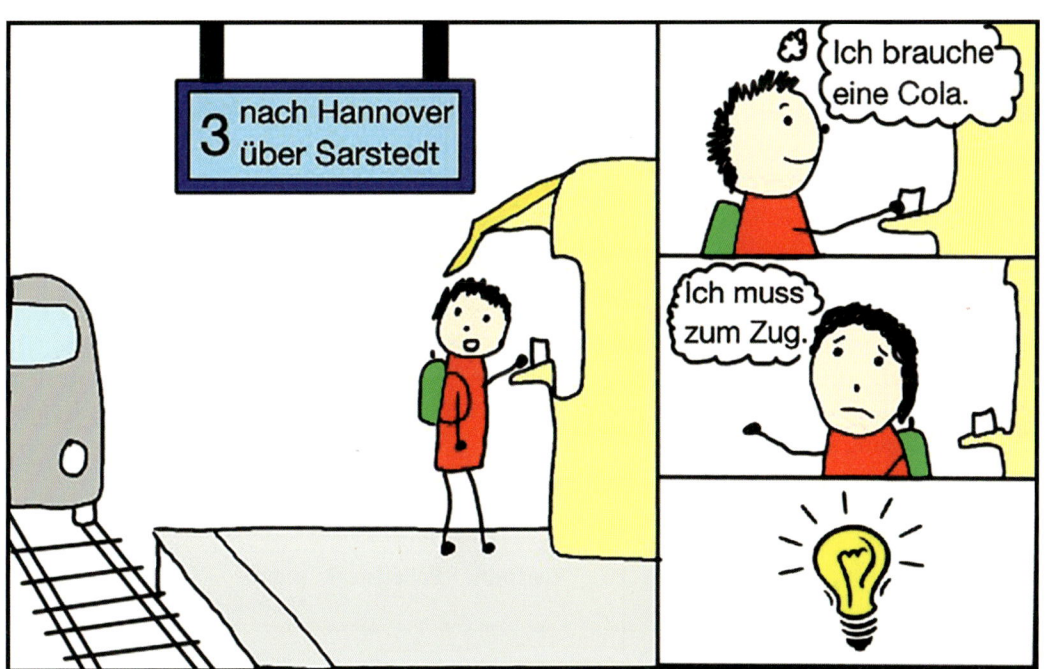

Die Bahn fährt schon ein, aber Du möchtest noch eine Cola kaufen.
Was denkst/sagst/tust Du?

3 Ziele für positives Sozialverhalten

LZZ 3 Teamfähig sein

KZZ 3.1 Gemeinsam an einem Ziel arbeiten

KZZ 3.2 Kritik annehmen

KZZ 3.3 Kompromisse machen und auf sie eingehen

KZZ 3.4 Fair sein

LZZ 3 Teamfähig sein

Nachdem das Fußballteam verloren hat, sitzt der achtjährige Timmy laut schluchzend auf dem Rasen. »Ich hätte den Elfmeter schießen sollen: dann hätten wir auf jeden Fall gewonnen. Mit so einem Mist-Team kann man nur verlieren!«

Viele Kinder, Jugendliche und Erwachsene können schwer verlieren, speziell wenn sie leistungsmotiviert sind, sich selbst über die Fähigkeiten der Gruppenmitglieder stellen und sich nicht oder nur bei Erfolgen mit ihrem Team identifizieren. Dies kann beim Sport, aber auch bei Gruppenprojekten in der Schule oder später im Beruf zu Problemen führen.

Teamarbeit verlangt, dass alle Mitglieder eines Teams zusammenarbeiten und sowohl ihre Fähigkeiten als auch ihre Meinungen respektieren. Überheblichkeit, Arroganz und unangemessene Dominanz führen schnell zu Konflikten in der Zusammenarbeit. Stattdessen sollten gemeinsames Problemlösen, Akzeptanz des anderen und Toleranz im Mittelpunkt stehen. Teams sollten miteinander an einem Ziel arbeiten, sich gegenseitig unterstützen und Teamentscheidungen akzeptieren. Hierbei ist es hilfreich, einander zu vertrauen um Risiken eingehen zu können und bei Problemen oder persönlichen Misserfolgen keinen Imageverlust zu erleiden.

Zugrunde liegende Fähigkeiten wie gemeinsam an einem Ziel arbeiten, verlieren können oder Kompromisse suchen, können bereits in den Vorschuljahren geübt werden. Auch faires Spielen können junge Kinder bei Gesellschaftsspielen oder im Sport lernen. Erneut haben wir aus der Vielfalt von Eigenschaften, die jemand teamfähig machen, eine kleine Auswahl herausgesucht (▶ Tab. 3.3).

Gemeinsame Arbeit an einem Ziel basiert auf der Fähigkeit, kooperativ zu spielen. Das entwickelt sich im Alter ab drei oder vier und verfeinert sich in der Schulzeit. Hierzu gehört es, dass man sich auf das Verhalten des anderen einstellt und sich abwechselt, also zum Beispiel den Ball dahin rollt oder wirft wo der andere ist. Im Laufe der Zeit stimmt man sein Verhalten auch entsprechend den Gefühlen des anderen ab, also freut sich zum Beispiel über gemeinsame Erfolge oder tröstet einander beim Verlieren. Andererseits muss man auch lernen, sich auf Konflikte mit der Gruppe einzustellen (▶ KZZ 3.1).

Auch fällt es meist nicht leicht, wenn die Mehrzahl der Gruppe eine andere Meinung hat und man sein Verhalten oder seine Meinung revidieren muss, Gruppenentscheidungen akzeptieren muss oder Kritik annehmen muss. Noch schwieriger ist es, sich hinter das eigene Team zu stellen, wenn Fehler passiert sind (wie im Beispiel oben) oder wenn man gemeinsam beim Quatsch machen erwischt wird (Beispiel: Wasserpfütze) (▶ KZZ 3.2).

Oft möchten Kindern ihre Bezugsgruppe nicht enttäuschen und müssen Kompromisse machen, um den Anforderungen von Eltern, Lehrern, Trainern oder Freunden zu genügen (▶ KZZ 3.3).

Teams funktionieren nicht gut, wenn Mitglieder sich unfair verhalten. Daher ist faires Spiel, faire Verteilung von Rollen und faire Aufgabenverteilung ein wichtiger Teil von Teamfähigkeit. Mitglieder können festlegen, ob die Gruppe eine Leitung hat, wie diese bestimmt wird und wer welche Aufgabe übernimmt. Auch Häufigkeit von Treffen, Zeit und Ort müssen festgelegt werden. Ist das Ziel des Teams ein Konzert, ein Wettkampf oder eine schulische Prüfung ist eine klare Zeitplanung sinnvoll. (▶ KZZ 3.4).

Tab. 3.3: LZZ 3: Teamfähigkeit

Name des Schülers	Cartoon	Rollenspiel	Video-Modellierung	Diskussion

Datum

LZZ 3 Teamfähig sein

KZZ 3.1 Gemeinsam an einem Ziel arbeiten

- Regeln beim Sport befolgen
- Teamentscheidungen akzeptieren

Tab. 3.3: LZZ 3: Teamfähigkeit – Fortsetzung

Name des Schülers	Cartoon	Rollenspiel	Video-Modellierung	Diskussion
• Teammitgliedern Komplimente mitteilen				
• Aktiv in einer Gruppe mitarbeiten				
KZZ 3.2 Kritik annehmen				
• Argumente von anderen akzeptieren				
• Kritik über Rauchen akzeptieren				
• Kritik über Fehler akzeptieren				
• Kritik über Äußeres akzeptieren				
KZZ 3.3 Kompromisse machen und auf sie eingehen				
• Kompromiss bezüglich eines Restaurants				
• Kompromiss bezüglich eines Films				
• Einlenken bei Computerspielen				
• Kompromiss bei Verboten				
KZZ 3.4 Fair sein				
• Aufgaben im Team gerecht aufteilen				
• Jedem eine Chance geben				
• Spielen ohne zu schummeln				
• Gemeinsame Absprachen				

3 Ziele für positives Sozialverhalten

LZZ 3 Teamfähig sein

KZZ 3.1 Gemeinsam an einem Ziel arbeiten

KZZ 3.2 Kritik annehmen

KZZ 3.3 Kompromisse machen und auf sie eingehen

KZZ 3.4 Fair sein

3 Ziele für positives Sozialverhalten

LZZ 3 Teamfähig sein

KZZ 3.1 Gemeinsam an einem Ziel arbeiten

KZZ 3.2 Kritik annehmen

KZZ 3.3 Kompromisse machen und auf sie eingehen

KZZ 3.4 Fair sein

KZZ 3.1 Gemeinsam an einem Ziel arbeiten

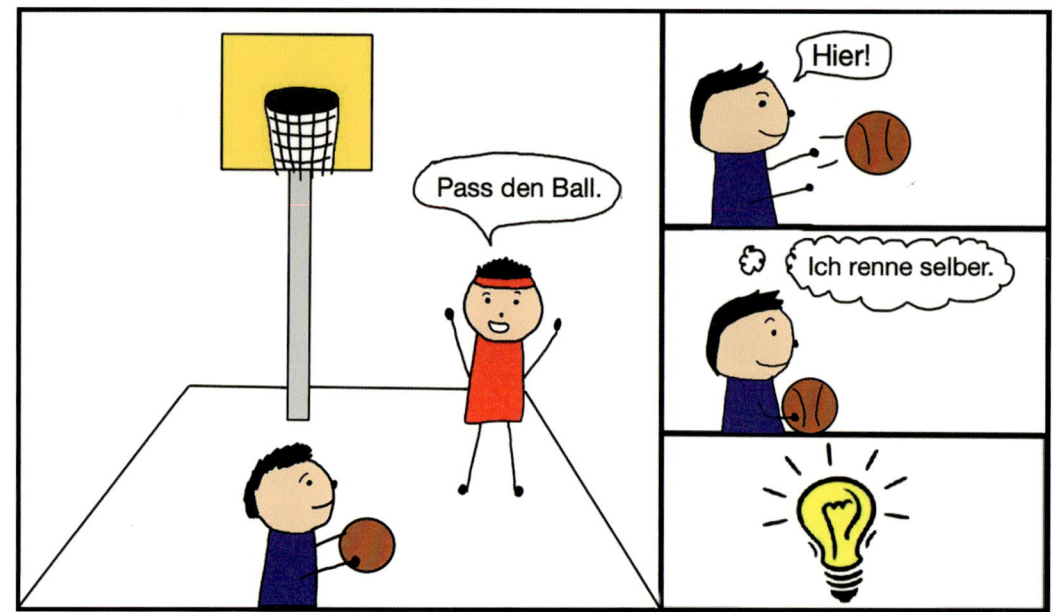

Du spielst mit Deinem Freund Basketball und er möchte, dass Du den Ball an ihn abgibst.
Was denkst/sagst/tust Du?

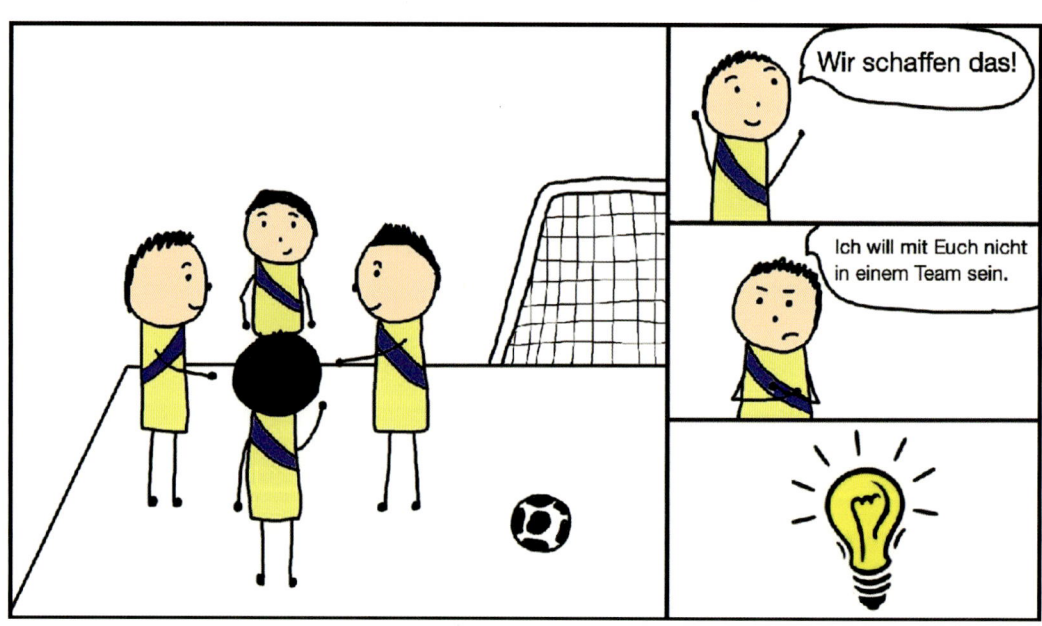

Du bist nicht zu den Teambesten eingeteilt.
Was denkst/sagst/tust Du?

3 Ziele für positives Sozialverhalten

LZZ 3

Teamfähig sein

KZZ 3.1
Gemeinsam an einem Ziel arbeiten

KZZ 3.2
Kritik annehmen

KZZ 3.3
Kompromisse machen und auf sie eingehen

KZZ 3.4
Fair sein

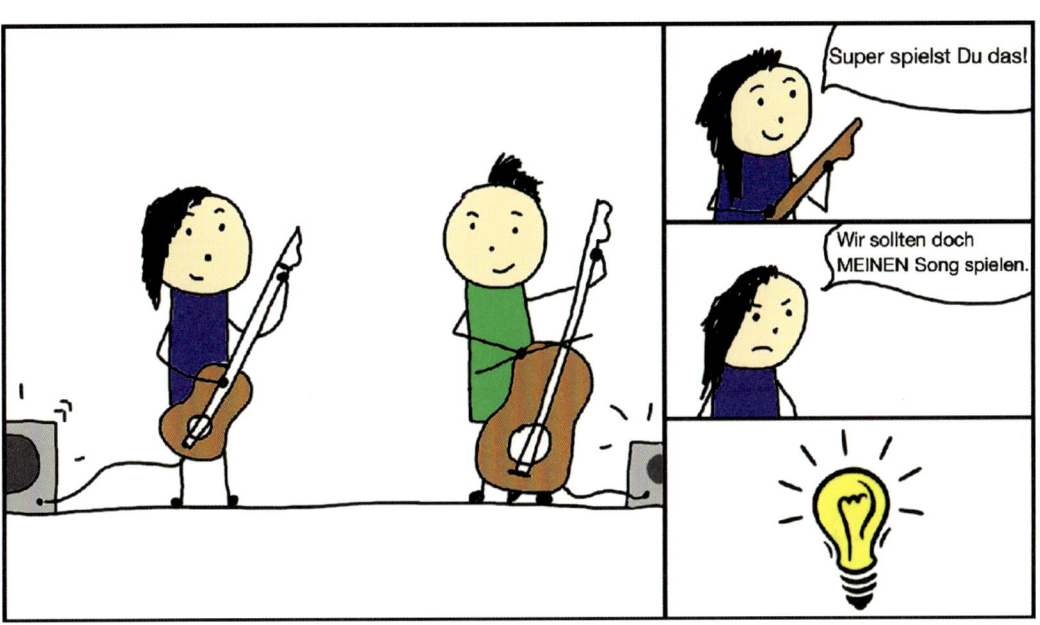

Dein Freund und Du habt einen Auftritt mit Eurer Band in der Schule.
Was denkst/sagst/tust Du

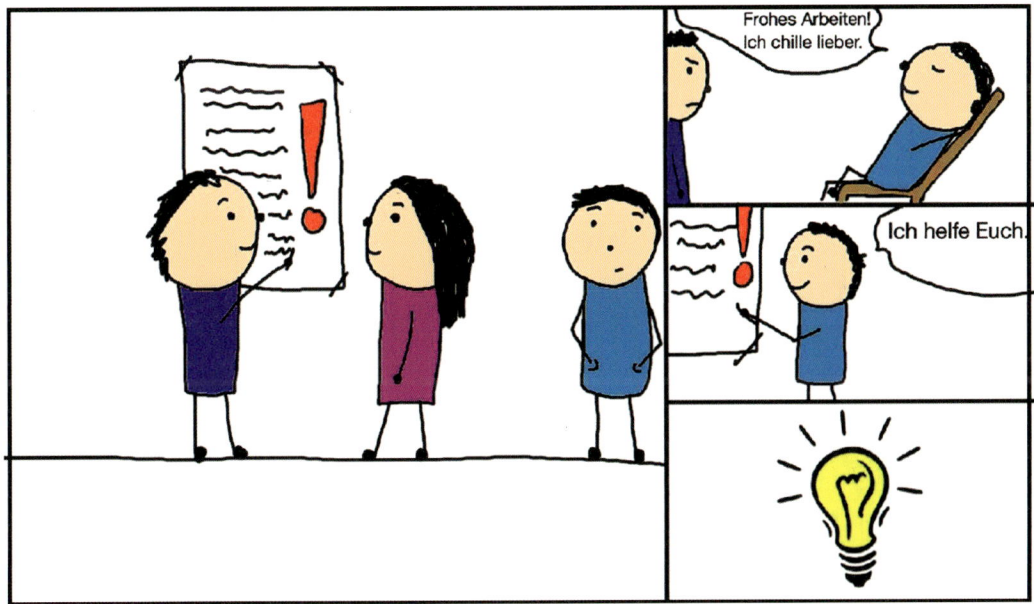

Du sollst mit Deiner Gruppe an Eurem Poster arbeiten.
Was denkst/sagst/tust Du?

KZZ 3.2 Kritik annehmen

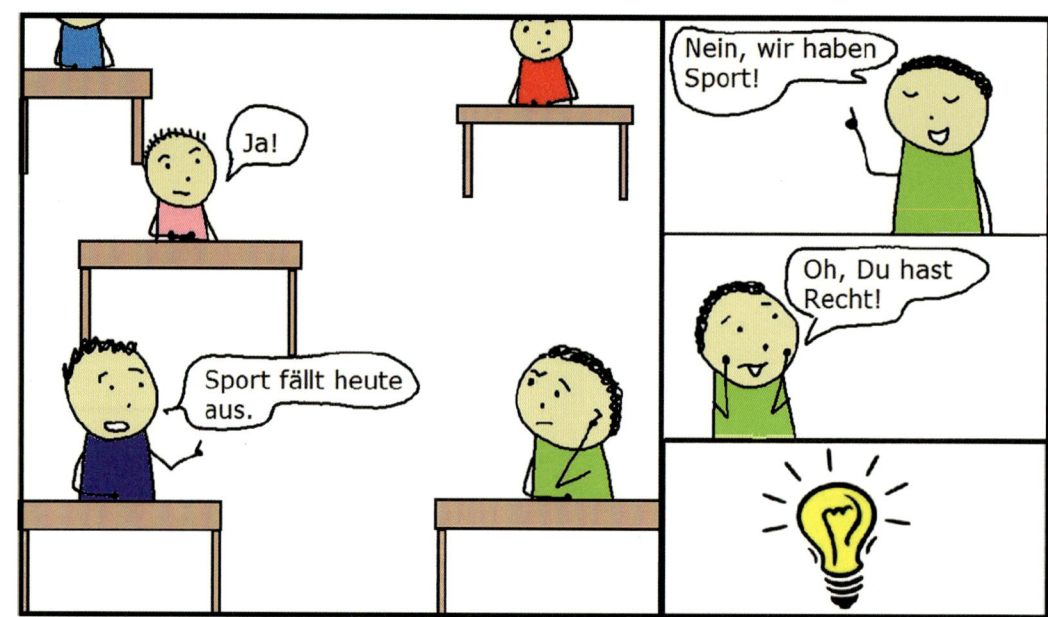

Du bestehst darauf, dass Ihr heute Sport habt, aber alle anderen bezweifeln das.
Was denkst/sagst/tust Du?

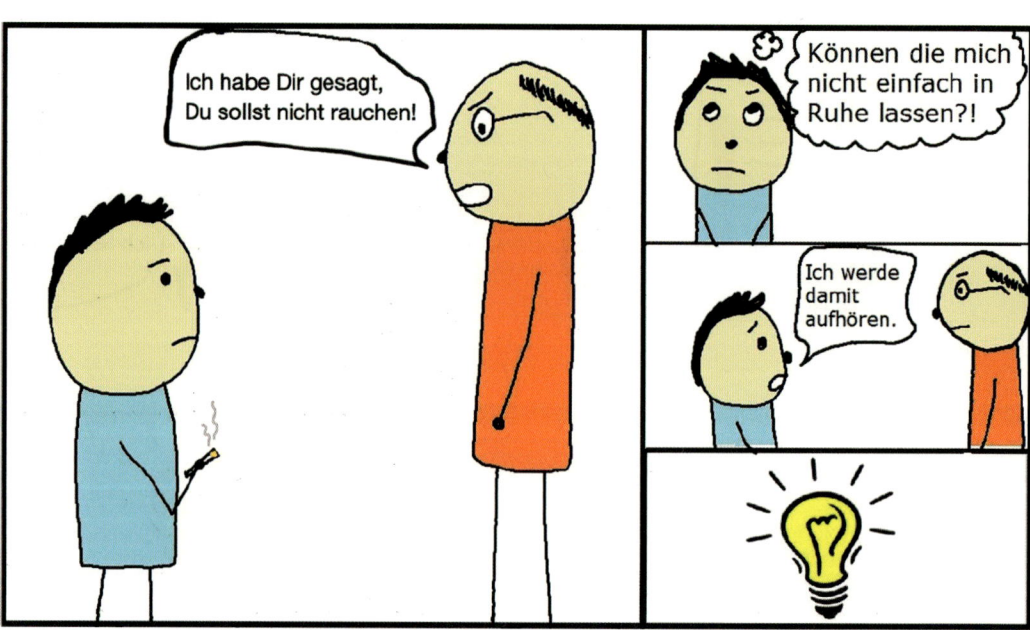

Dein Tenniscoach erwischt Euch beim Rauchen.
Was denkst/sagst/tust Du?

---

3 Ziele für positives Sozialverhalten

LZZ 3 Teamfähig sein

KZZ 3.1 Gemeinsam an einem Ziel arbeiten

KZZ 3.2 Kritik annehmen

KZZ 3.3 Kompromisse machen und auf sie eingehen

KZZ 3.4 Fair sein

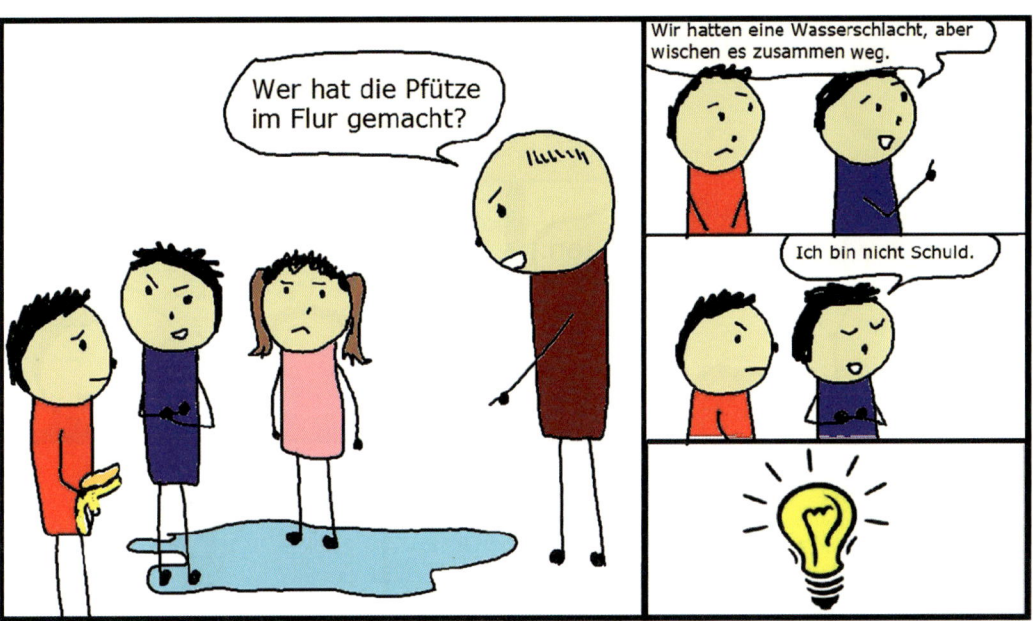

Dein Vater fragt Dich und Deine Freunde, wer die Pfütze im Flur gemacht hat.
Was denkst/sagst/tust Du?

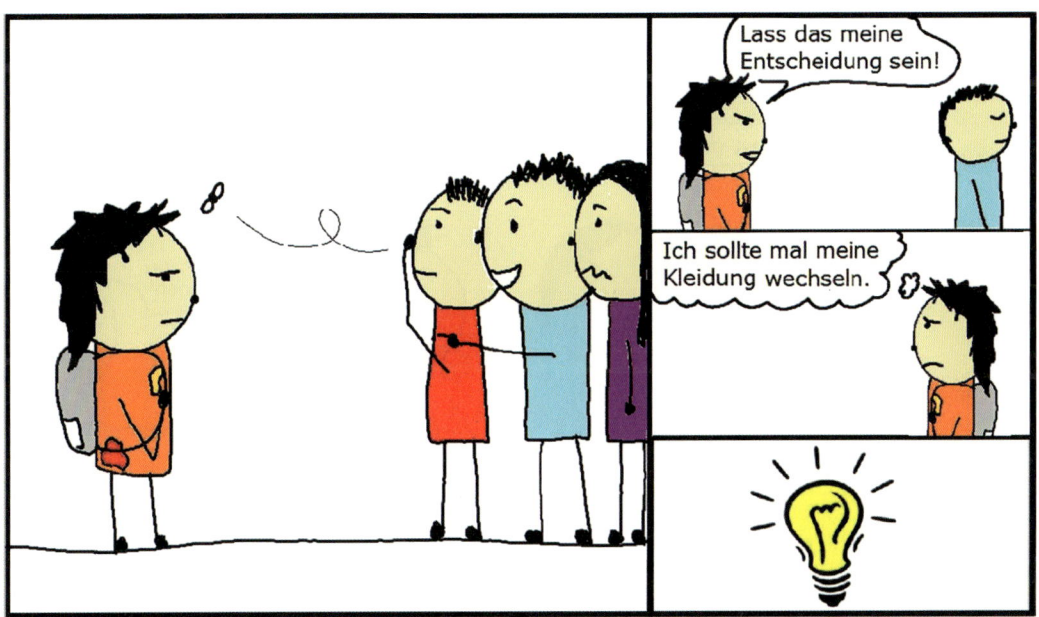

Du kommst mit schmutziger Kleidung in die Schule und die Kinder tuscheln über Dich.
Was denkst/sagst/tust Du?

---

3 Ziele für positives Sozialverhalten

LZZ 3
Teamfähig sein

KZZ 3.1
Gemeinsam an einem Ziel arbeiten

KZZ 3.2
Kritik annehmen

KZZ 3.3
Kompromisse machen und auf sie eingehen

KZZ 3.4
Fair sein

3 Ziele für positives Sozialverhalten

LZZ 3
Teamfähig sein

KZZ 3.1
Gemeinsam an einem Ziel arbeiten

KZZ 3.2
Kritik annehmen

KZZ 3.3
Kompromisse machen und auf sie eingehen

KZZ 3.4
Fair sein

KZZ 3.3 Kompromisse machen und auf sie eingehen

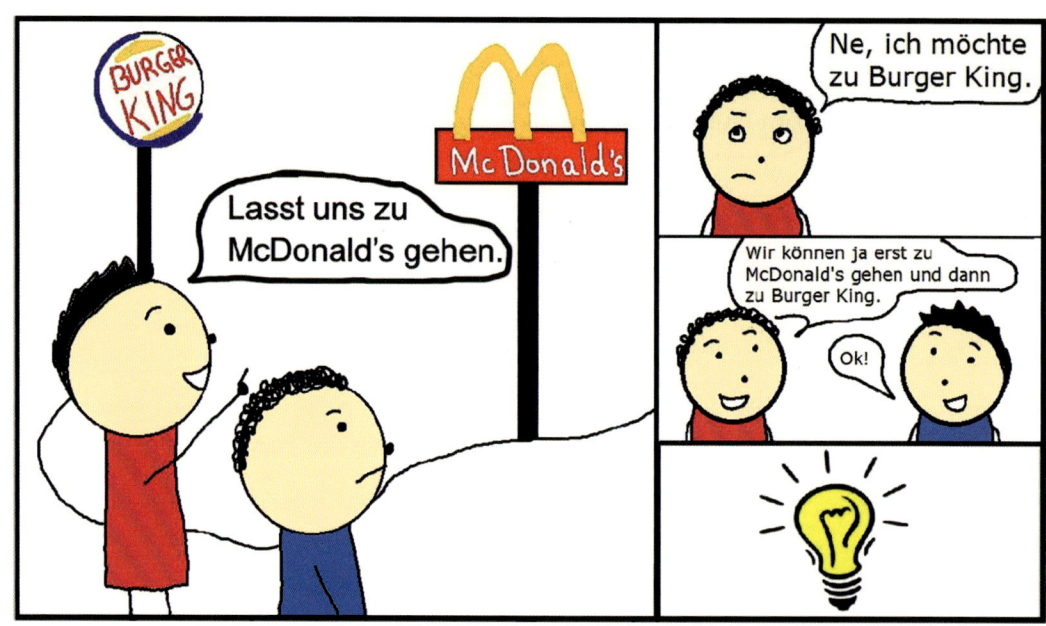

Dein Team möchte zu McDonald's, aber Du möchtest zu Burger King.
Was denkst/sagst/tust Du?

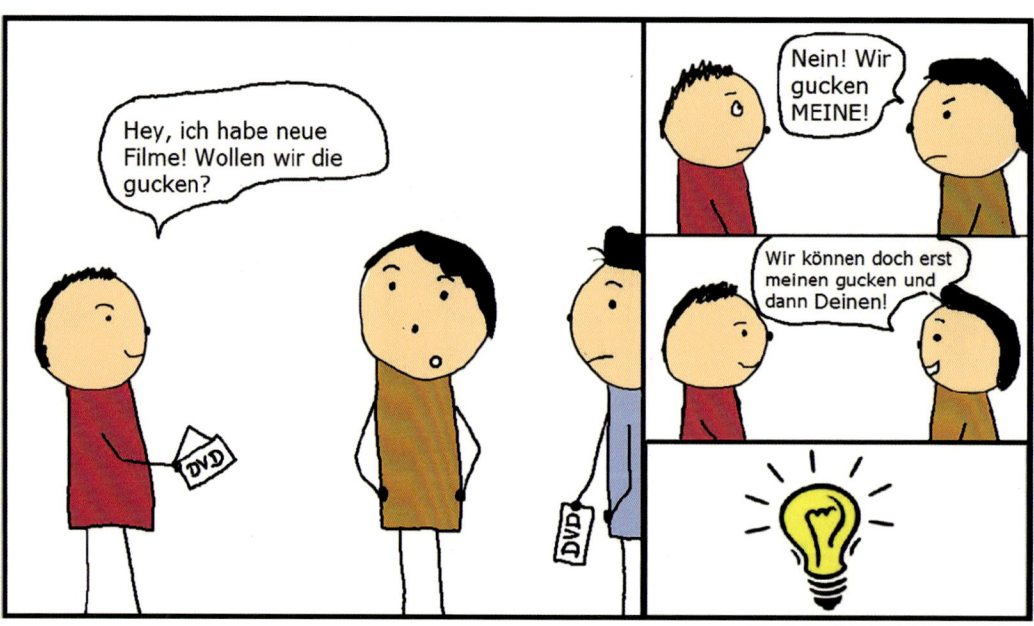

Deine Freunde wollen einen Film sehen, den Du schon kennst, aber Du möchtest einen neuen Film sehen.
Was denkst/sagst/tust Du?

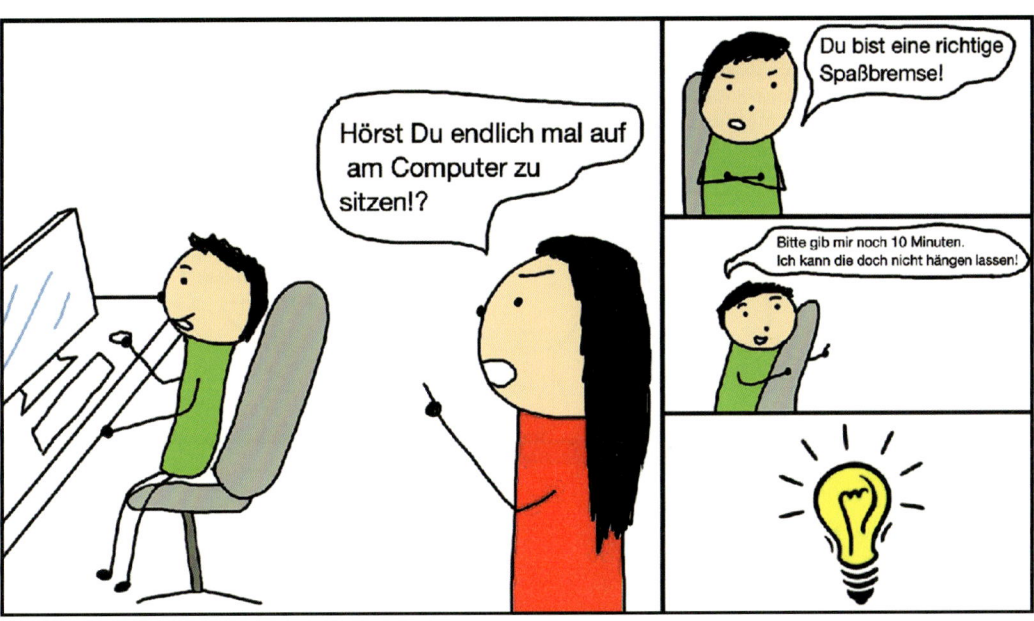

Deine Mutter möchte, dass Du aufhörst mit Freunden zu zocken
Was denkst/sagst/tust Du?

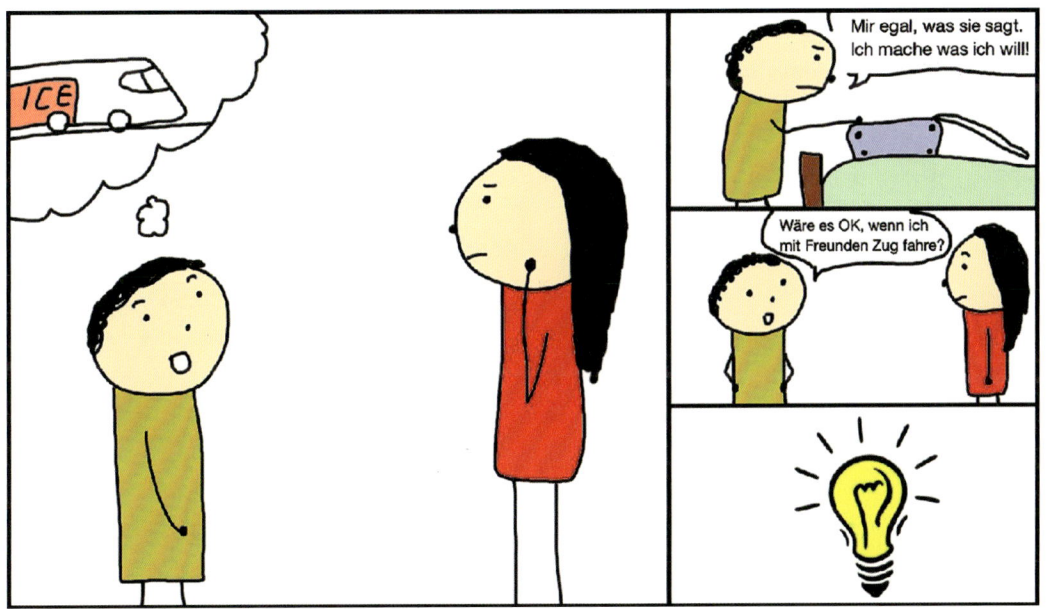

Deine Mutter ist besorgt, wenn Du zum Geburtstag Deines Freundes mit dem Zug fährst.
Was denkst/sagst/tust Du?

3 Ziele für positives Sozialverhalten

LZZ 3

Teamfähig sein

KZZ 3.1
Gemeinsam an einem Ziel arbeiten

KZZ 3.2
Kritik annehmen

KZZ 3.3
Kompromisse machen und auf sie eingehen

KZZ 3.4
Fair sein

3 Ziele für positives Sozialverhalten

LZZ 3 Teamfähig sein

KZZ 3.1 Gemeinsam an einem Ziel arbeiten

KZZ 3.2 Kritik annehmen

KZZ 3.3 Kompromisse machen und auf sie eingehen

KZZ 3.4 Fair sein

KZZ 3.4 Fair sein

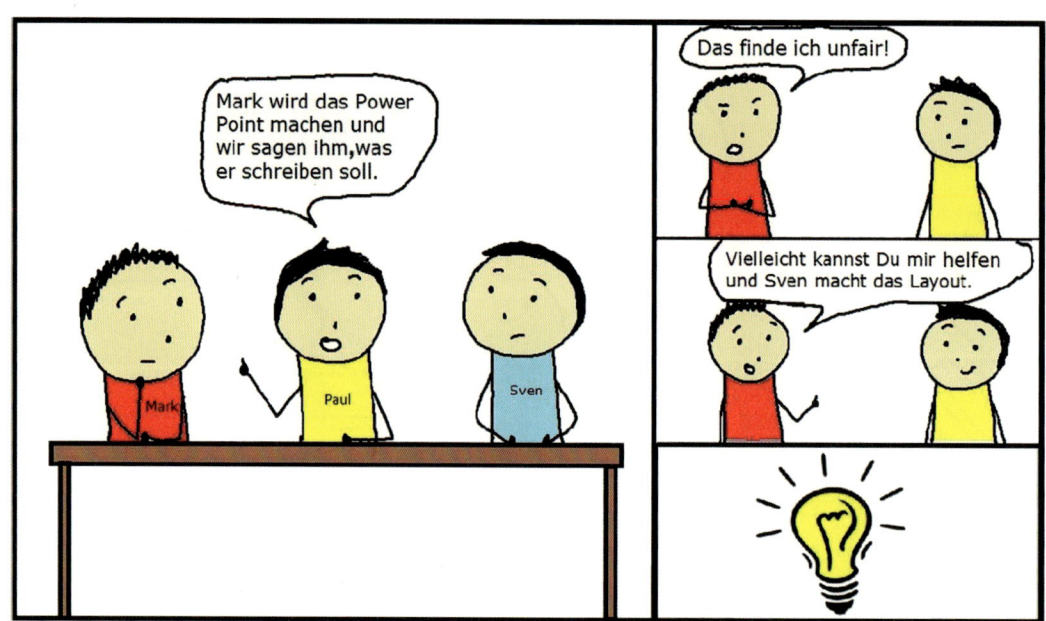

Ihr müsst eine PowerPoint Präsentation vorbereiten als Gruppe und Paul will, dass Du den größten Teil der Arbeit machst.
Was denkst/sagst/tust Du?

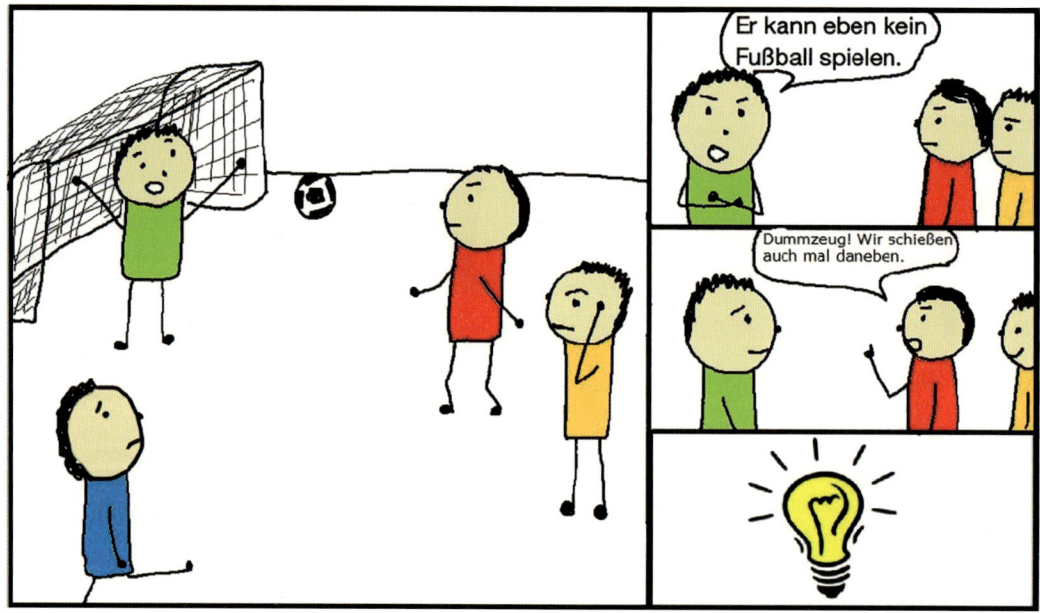

Kamu möchte gerne Stürmer sein, aber schießt daneben.
Was denkst/sagst/tust Du?

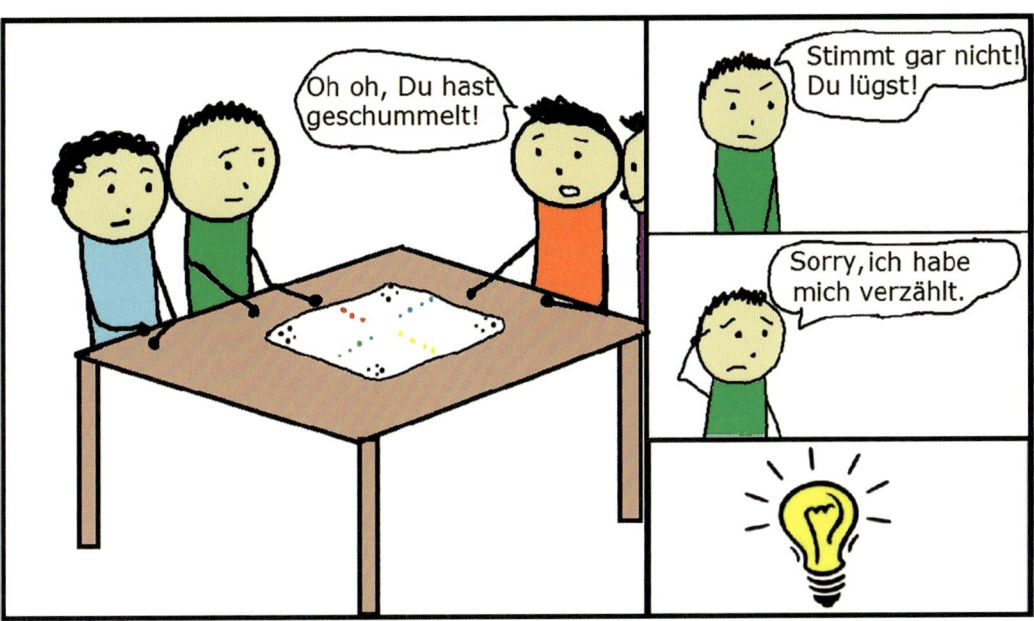

Ihr spielt »Mensch ärgere Dich nicht« und Deine Mitspieler behaupten, dass Du schummelst. Was denkst/sagst/tust Du?

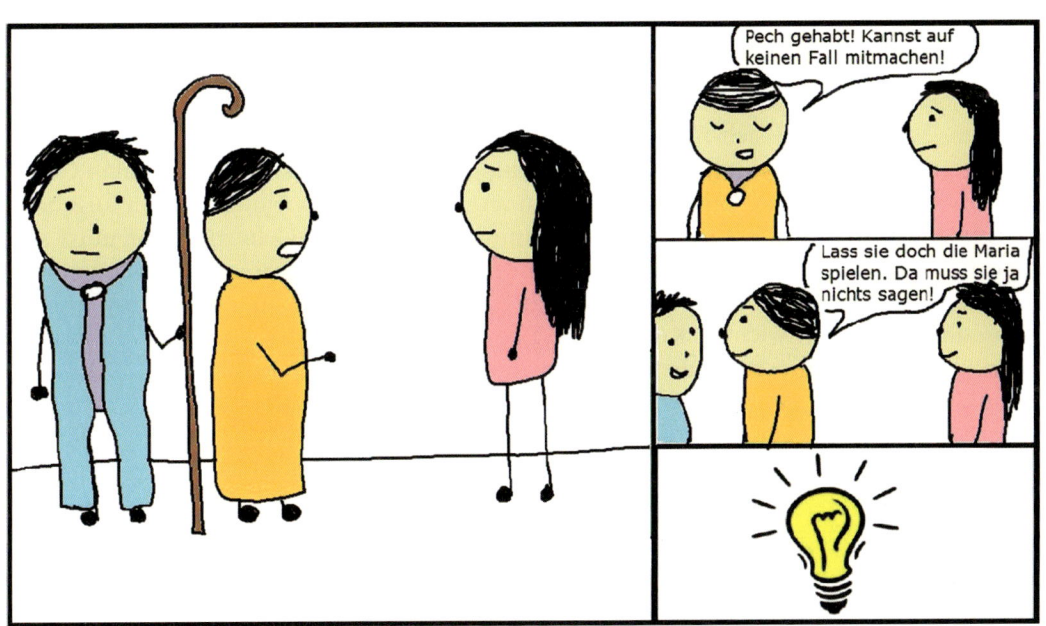

Anna war oft nicht da, möchte aber trotzdem beim Weihnachtsspiel mitmachen. Was denkst/sagst/tust Du?

3 Ziele für positives Sozialverhalten

LZZ 3

Teamfähig sein

KZZ 3.1 Gemeinsam an einem Ziel arbeiten

KZZ 3.2 Kritik annehmen

KZZ 3.3 Kompromisse machen und auf sie eingehen

KZZ 3.4 Fair sein

4 Ziele für positive Persönlichkeitseigenschaften

LZZ 4 Optimismus

Vor einigen Jahren leitete ich das Frühförderprogramm für sechs- bis 24-monatige Kinder mit Down-Syndrom in Singapur. Es war nicht einfach, Gruppen von jeweils 20 chinesischen, malaysischen und indischen Kleinkindern zu überblicken und sich gleichzeitig all die exotischen Namen wie Hsia Yun, Yit Lai und Kian Woon zu merken. So horchte ich erleichtert, aber auch neugierig auf, als Eltern mir ihre kleine Tochter »Joy« vorstellten. Sie erklärten, dass sie zunächst traurig waren, ein Kind mit Down-Syndrom zu haben. Dann beschlossen sie jedoch, dass dieses Kind eine Freude für sie werden solle und nannten es »Joy« (Freude). Und so war Joy tatsächlich während ihrer Zeit in der Frühförderung eine große Bereicherung für alle.

Der Umschwung der Eltern zu einer optimistischen Haltung gegenüber ihrem sechsmonatigen Kind ist sicher bewundernswert. Statt all die gesundheitlichen, schulischen und sozialen Schwierigkeiten vorwegzunehmen, erwarteten sie ein Leben, das Freude bringt, wobei sich diese positive Erwartung dann auch bestätigt. Diese Eltern waren keineswegs naiv was die Entwicklung von Kindern mit Down-Syndrom bedeutet, aber sicher weise, die nicht einfache Situation optimistisch anzugehen.

Optimismus ist die Erwartung, dass etwas sich positiv entwickeln wird, dass »diese Welt die beste aller Welten ist« (Leibniz in Caro 2014) und dass ein Glas eher halb voll als halb leer ist. Eine optimistische Einstellung geht einher mit besseren Sozialbeziehungen, besserer Bewältigung von widrigen Ereignissen und besserer psychischen Gesundheit. Auch wenn Optimismus eine genetische Komponente hat, hat eine positive familiäre Umgebung einen Lerneffekt auf Kinder, die nicht mit einer fröhlichen Disposition gesegnet sind.

Eine optimistische Grundhaltung kann den Stress aus vielen Alltagssituationen herausnehmen. So kann man sich über den Drängler auf der Autobahn ärgern, weil man ihm böswillige Absichten unterstellt oder sich stattdessen sagen, dass er sicher einen guten Grund hat, so schnell fahren zu müssen. Wie wäre es in vergleichbaren Situationen mit der folgenden fiktiven Annahme »Sicher steht seine Frau unmittelbar vor der Geburt und er muss sich beeilen«. Auch wenn diese oder vergleichbare Begründungen fadenscheinig sind, schützt man sich damit vor sogenannten *Giftgedanken*. Für einen Beitrag zur langfristigen psychischen Gesundheit scheint es wichtig, Kindern diese positive Einstellung beizubringen. Wir haben dabei aus der Fülle der möglichen Problemsituationen die folgenden KZZs und Beispiele herausgesucht (▶ Tab. 4.1).

Nicht aufgeben bedeutet, beharrlich weitermachen an einem Ziel, das einem schwer fällt. Ein Erfolgsrezept für Schüler ist zum Beispiel, nicht bei den ersten Problemen aufzugeben, sei es beim Üben von Vokabeln, dem Lernen eines Instruments oder bei den ersten Schwimmversuchen. Auch wenn es anfangs meist nicht einfach ist, Flöte oder Klavier zu spielen, Stelzen zu laufen oder Einrad zu fahren, hat beständiges Üben meist langfristigen Erfolg. Hierbei fällt es manchen Kindern nicht einfach, diesen Erfolg vorwegzunehmen und sich dafür wiederholt anzustrengen. Das Gefühl, etwas Schwieriges geschafft zu haben und gegebenenfalls sogar von anderen dafür gelobt zu werden, führt allerdings langfristig zu einem positiven Selbstbild. Das wiederum ist für die schulische, berufliche und soziale Entwicklung hilfreich (▶ KZZ 4.1).

Es fällt nicht nur Schülern schwer, *über sich und andere positiv zu denken*. Auch als Erwachsene sind wir manchmal geneigt, uns selbst zu *geißeln* und dem Arbeitskollegen, Nachbarn, den eigenen Kindern oder dem Partner negative Beweggründe zuzuschreiben. Hierbei können die Gedanken schnell eskalieren und aus einer leichten Vergesslichkeit (z. B. beim Mitbringen einer Essenszutat, dem Nicht-Beantworten einer text-message) wird schnell der Rückschluss »er/sie denkt ja überhaupt nicht mehr an meine Wünsche« oder »Ich bin ja nicht mal einen Gedanken wert!«). Das negative Denken über sich, andere und die Zukunft kann langfristig krank machen und als sogenannte *Kognitive Triade* eine depressive Verstimmung auslösen. (▶ KZZ 4.2)

Daher sollte man möglichst frühzeitig positives Denken als Alternative zu *Giftgedanken* üben. So ist es für die eigene psychische Gesundheit günstiger, Probleme auf das Hier und Jetzt zu beziehen als auf die »Ewigkeit«. So hat man vielleicht *einmal* das Rennen nicht gewonnen, aber das sagt nicht unbedingt etwas über die Chance beim nächsten Mal aus. Vielleicht begegnet man auch jemandem, der keinen guten Tag hat und einen anrempelt, ausgrenzt oder unfreundlich behandelt. Auch hier kann es hilfreich sein, positive Erklärungen für diese Verhaltensweisen zu finden und mit *positiver Gelassenheit* darauf einzugehen.

Eng verzahnt mit den positiven Gedanken über sich und andere ist es, *sich und anderen eine Chance zu geben*. Inklusion ist sicher ein gutes Beispiel für das Ermöglichen von Chancen, sei es der Einbezug eines Mitschülers mit Migrationshintergrund in das Fußballspiel, das Tolerieren jüngerer Geschwister beim Spiel oder das Mitnehmen der Oma zum Eis-essen (▶ KZZ 4.3).

Letztlich wirkt sich altruistisches Verhalten auch positiv auf die Zufriedenheit mit sich selbst aus. Hierbei kann tägliche Selbstreflexion *»Was ist gut gelaufen?«* «*Was kann ich morgen besser machen?*» von Eltern beim Zu-Bett-Bringen angeregt werden. Hierbei besteht die Aussicht, dass sich Kinder auch später fragen, ob ihr Bemühen um sich und andere ausreichend war und ob sie mit negativen Entscheidungen z. B. für die Clown-/Chaos- oder Drogengruppe eigene Chancen verpassen, die z. B. Lern-, Gemeinden- oder Hobbygruppen ihnen geben würden.

4 Ziele für positive Persönlichkeitseigenschaften

LZZ 4
Optimismus

KZZ 4.1
Nicht aufgeben

KZZ 4.2
Über sich und andere positiv denken

KZZ 4.3
Eigene Chancen nutzen und anderen Chancen geben

Tab. 4.1: LZZ 4 Optimistisch sein

Name des Schülers	Cartoon	Rollenspiel	Video-Modellierung	Diskussion
Datum				
LZZ 4 Optimistisch sein				
KZZ 4.1 Nicht aufgeben				
• Schwimmen üben				
• Bei körperlicher Anstrengung weitermachen				
• Sich Mühe geben beim Sprachenlernen				
• Hilfe erbeten statt aufzugeben				
KZZ 4.2 Über sich und andere positiv denken				
• Loben statt neidisch sein				
• Sich nicht rächen				
• Sich nicht ausgeschlossen fühlen				
• Sich nicht als Versager sehen				
KZZ 4.3 Eigene Chancen nutzen und anderen Chancen geben				
• Minoritäten integrieren				
• Jüngere Geschwister einbeziehen				
• Gruppen wählen, die einen positiven Einfluss haben				
• Ältere mit einbeziehen				

4 Ziele für positive Persönlichkeitseigenschaften

**LZZ 4
Optimismus**

KZZ 4.1
Nicht aufgeben

KZZ 4.2
Über sich und andere positiv denken

KZZ 4.3
Eigene Chancen nutzen und anderen Chancen geben

KZZ 4.1 Nicht aufgeben

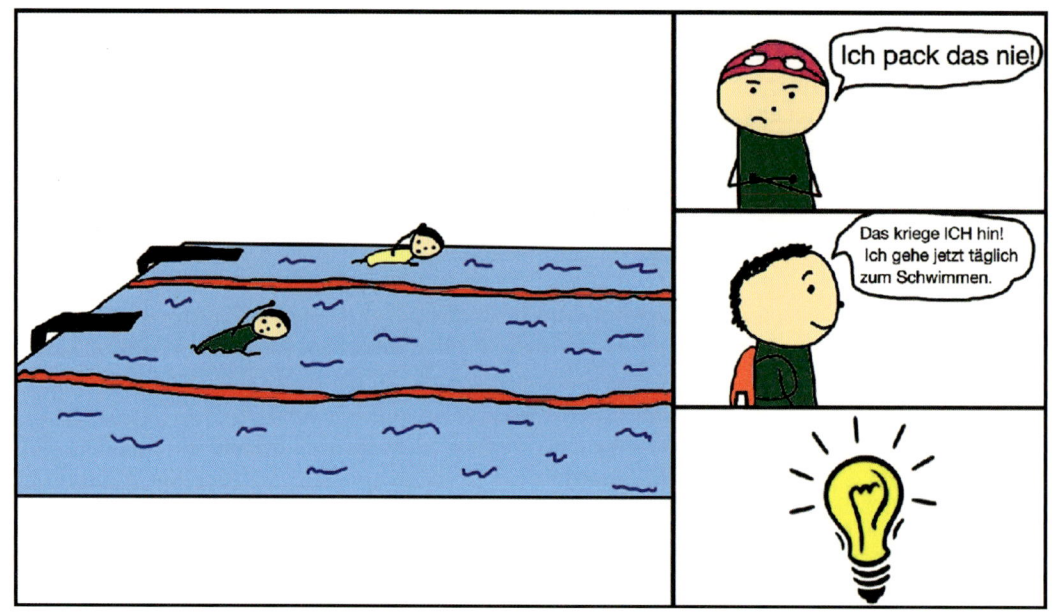

Im Schwimmunterricht bist Du immer der Letzte.
Was denkst/sagst/tust Du?

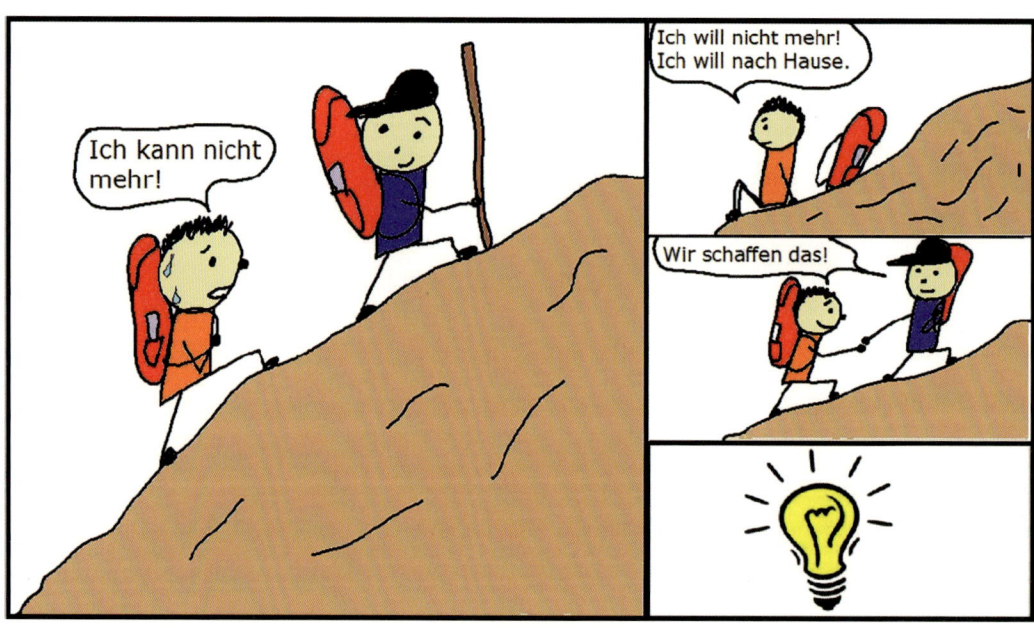

Du besteigst mit den Pfadfindern einen Berg, doch Du bist erschöpft und kannst nicht mehr.
Was denkst/sagst/tust Du?

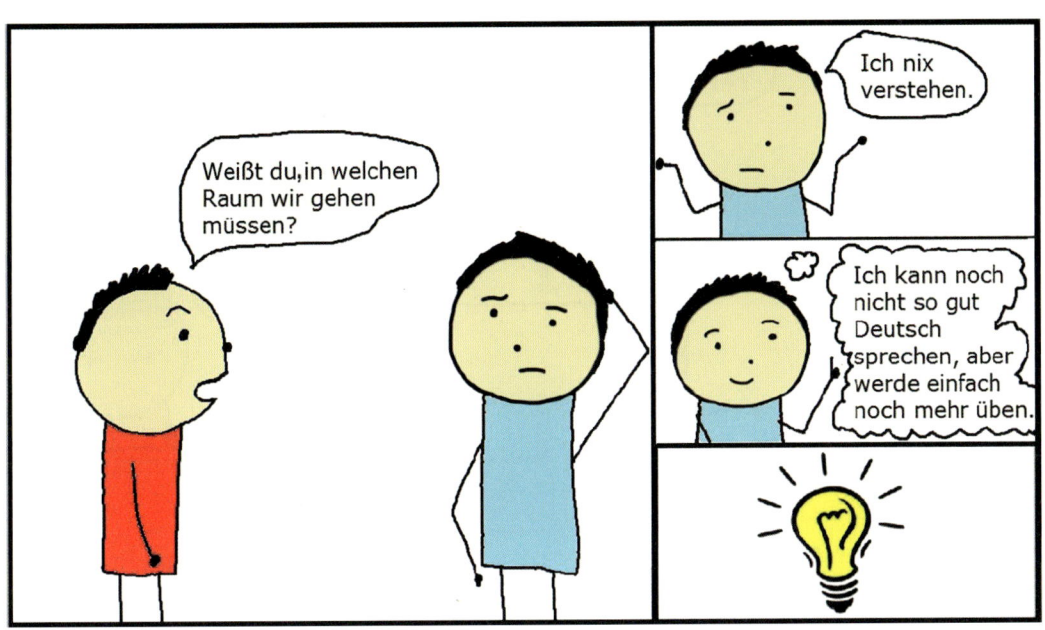

4 Ziele für positive Persönlichkeitseigenschaften

LZZ 4
Optimismus

KZZ 4.1
Nicht aufgeben

KZZ 4.2
Über sich und andere positiv denken

KZZ 4.3
Eigene Chancen nutzen und anderen Chancen geben

Du verstehst Deinen Klassenkameraden nicht, weil Dein Deutsch noch nicht so gut ist.
Was denkst/sagst/tust Du?

Alle Kinder lassen ihre Drachen steigen, aber Deiner steigt überhaupt nicht.
Was denkst/sagst/tust Du?

4 Ziele für positive Persönlichkeitseigenschaften

**LZZ 4
Optimismus**

KZZ 4.1
Nicht aufgeben

KZZ 4.2
Über sich und andere positiv denken

KZZ 4.3
Eigene Chancen nutzen und anderen Chancen geben

KZZ 4.2 Über sich und andere positiv denken

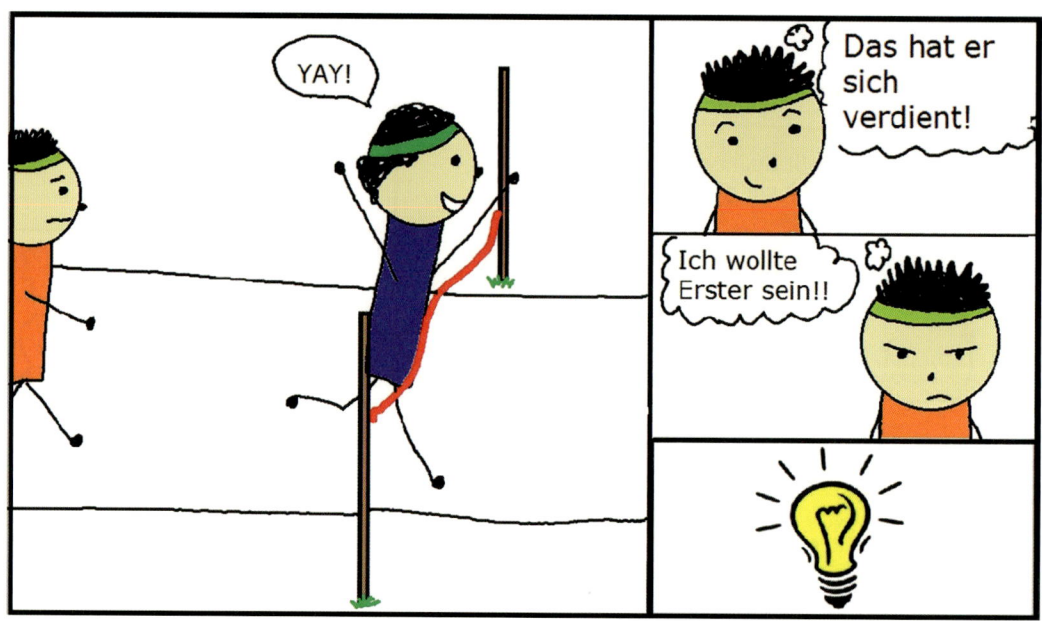

Du bist beim Rennen nur Zweiter geworden.
Was denkst/sagst/tust Du?

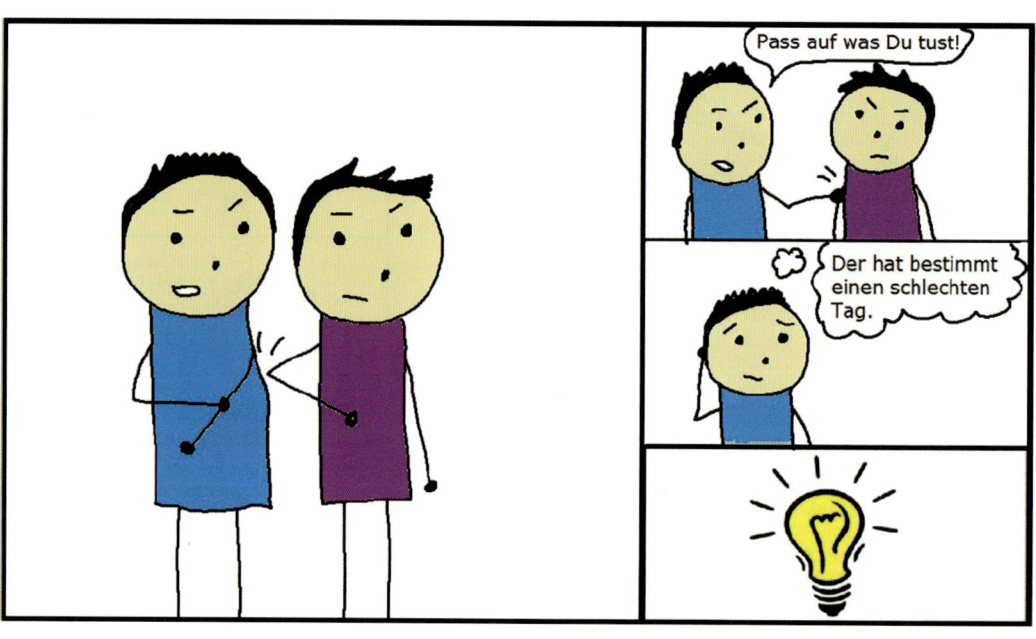

Du wurdest mit Absicht angerempelt.
Was denkst/sagst/tust Du?

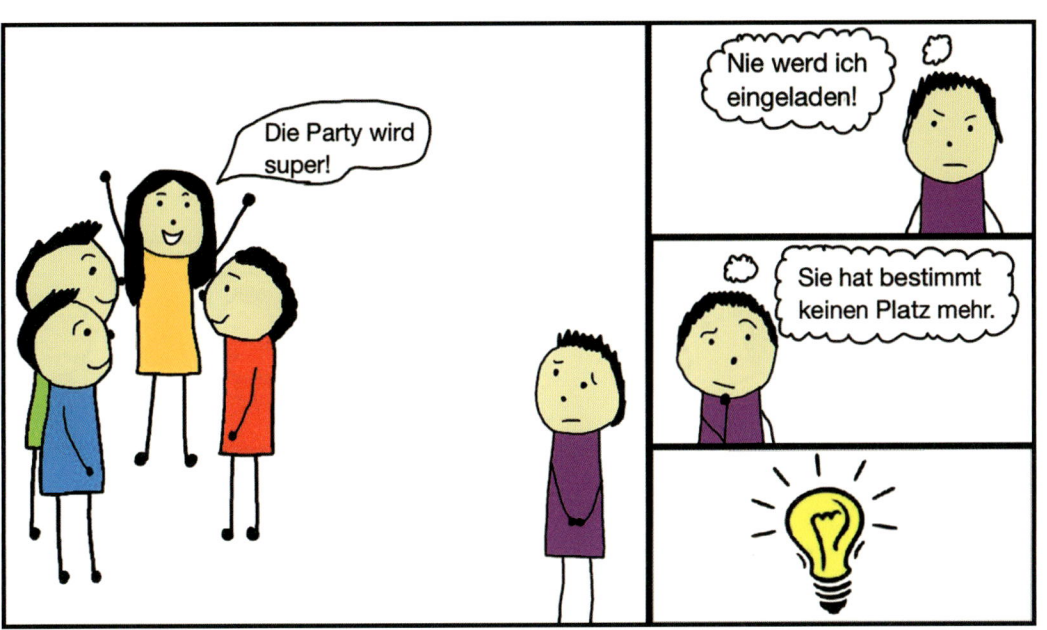

Du wurdest nicht zum Geburtstag Deiner Klassenkameradin eingeladen.
Was denkst/sagst/tust Du?

Deine Lehrerin kritisiert, dass Deine Schrift unleserlich ist.
Was denkst/sagst/tust Du?

4 Ziele für positive Persönlichkeitseigenschaften

LZZ 4

Optimismus

KZZ 4.1
Nicht aufgeben

KZZ 4.2
Über sich und andere positiv denken

KZZ 4.3
Eigene Chancen nutzen und anderen Chancen geben

4 Ziele für positive Persönlichkeitseigenschaften

LZZ 4
Optimismus

KZZ 4.1
Nicht aufgeben

KZZ 4.2
Über sich und andere positiv denken

KZZ 4.3
Eigene Chancen nutzen und anderen Chancen geben

KZZ 4.3 Eigene Chancen nutzen und anderen Chancen geben

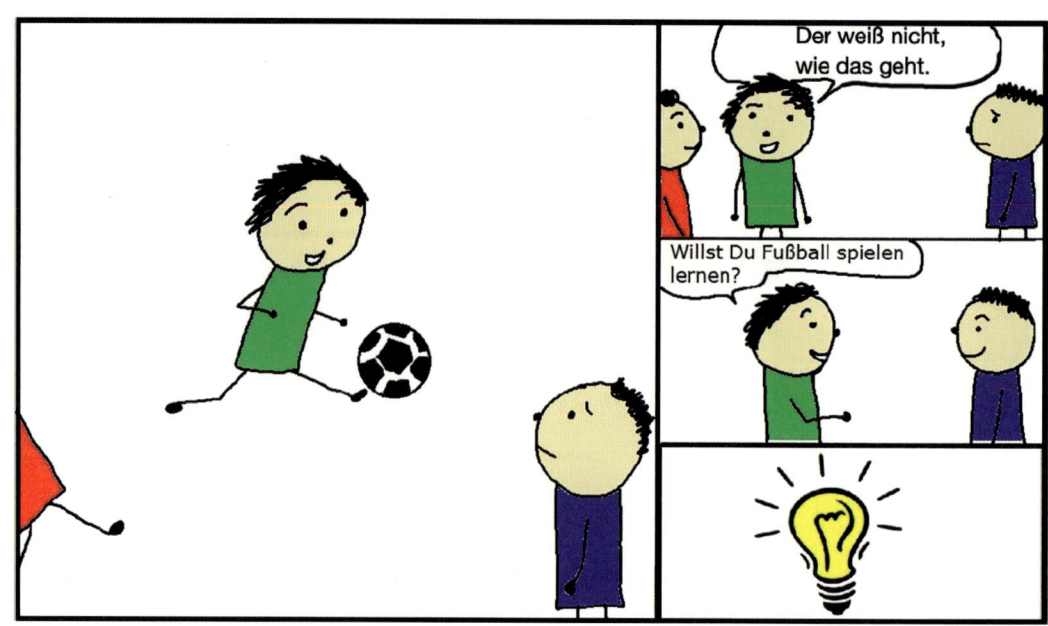

Du spielst mit Deinen Freunden Fußball und siehst, dass ein Flüchtlingskind am Rand des Fußballfelds steht.
Was denkst/sagst/tust Du?

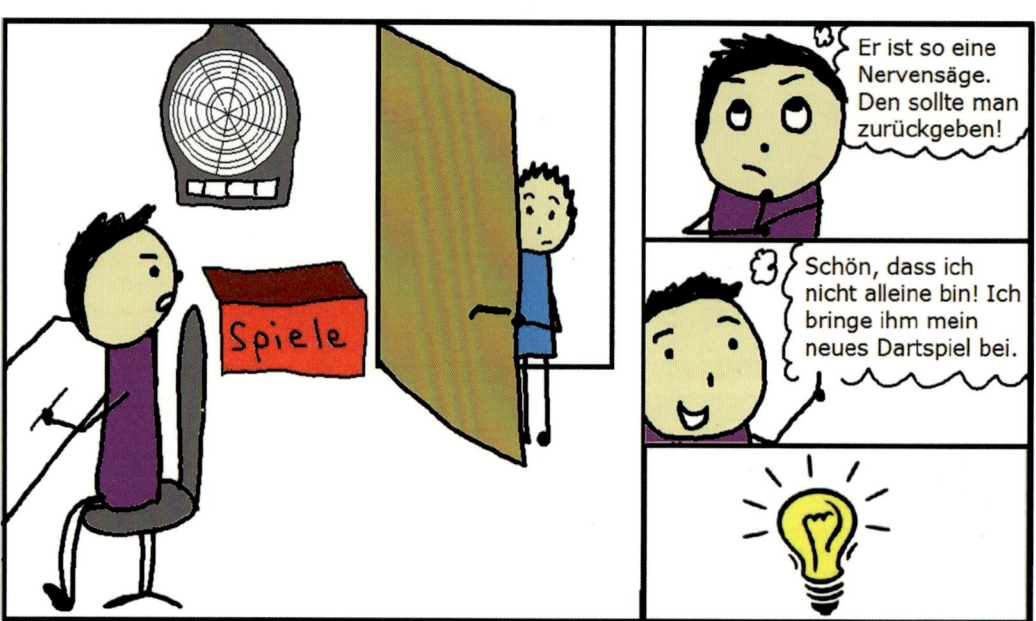

Dein kleiner Bruder kommt gern in Dein Zimmer, bringt dabei aber Dein Spielzeug durcheinander.
Was denkst/sagst/tust Du?

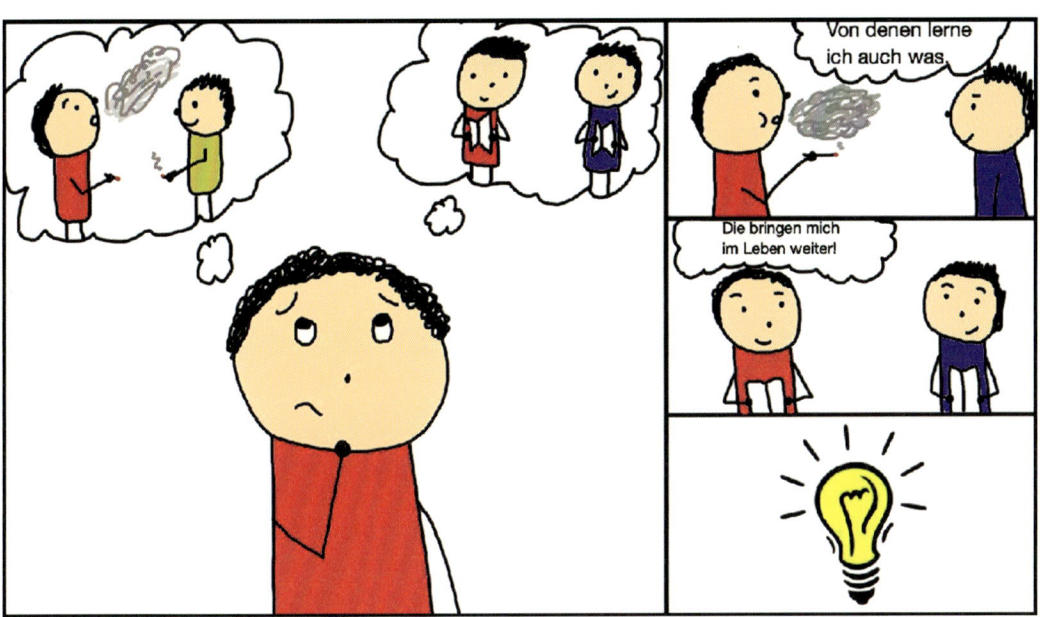

Du überlegst, ob Du Dich der Rauchergruppe anschließt oder zu der Gruppe gehst, die den nächsten Test vorbereitet.
Was denkst/sagst/tust Du?

4 Ziele für positive Persönlichkeitseigenschaften

LZZ 4

Optimismus

KZZ 4.1
Nicht aufgeben

KZZ 4.2
Über sich und andere positiv denken

KZZ 4.3
Eigene Chancen nutzen und anderen Chancen geben

Deine Oma ist etwas traurig, dass Du schon wieder ausgehst, als Deine Freundin Dich abholt, um Eis essen zu gehen.
Was denkst/sagst/tust Du?

4 Ziele für positive Persönlichkeitseigenschaften

LZZ 5 Bewältigungsstrategien einsetzen

LZZ 5 Bewältigungsstrategien einsetzen

Bei einem Praktikum in einem rumänischen Waisenhaus sah ich, wie ein etwa einjähriger Junge versuchte, sich an der Wand des Essenssaals festzuhalten, um so gehen zu lernen. Immer wieder rutschten seine Hände an der glatten Wand ab und immer wieder versuchte er von Neuem sich aufzurichten. Als es ihm endlich gelang, einen seitlichen Schritt zu machen, strahlte er.

KZZ 5.1 Mit Versagensängsten umgehen

Offensichtlich hatte dieser Junge den Glauben an seine eigene Kraft und das Ziel, aufrecht gehen zu können. Die wiederholten Rückschläge schienen ihn nicht in seinem Bemühen zu hindern, sondern führten zu vermehrter Anstrengung. Sicher sind die Entwicklungsbedingungen für Kinder wie ihn schwer zu ertragen, aber sie zeigen auch dass kleinere Alltagsprobleme mit einer positiven Einstellung zur eigenen Kraft vielleicht leichter zu bewältigen sind.

Resilience ist die Fähigkeit mancher Kinder, Jugendlicher und Erwachsenen sich durch Rückschläge nicht entmutigen zu lassen, sondern durch sie noch stärker zu werden für weitere Herausforderungen. Während Krankheit, Unfälle, Trauma oder Verluste für manche Menschen ein ernsthaftes Gesundheitsrisiko darstellen, entwickeln andere gesunde Bewältigungsstrategien (American Psychological Association).

KZZ 5.2 Mit Verlusten umgehen und positiv denken

Mit Versagensängsten umgehen, fällt den meisten Kindern nicht leicht, besonders wenn sie sich durch schlechte Noten, ablehnende Bescheide, Ausgrenzungen oder elterliche Verbote von der Gruppe der Gleichaltrigen isoliert fühlen. Gedanken wie »Kann man nichts machen«, »Mich mag/will keiner« oder »Ich darf gar nichts!« können anhand der Cartoons als Denkfehler entlarvt werden (z. B. »Was würde ein starkes Kind/Batman machen?«, »Was darf ich denn alles doch?«) (▶ KZZ 5.1). Problemlösestrategien wie in dem bekannten ICPS Programm (I Can Problem Solve, Shure 2001) können bei allen Konfliktsituationen durch die Möglichkeit, eigene Ideen und Lösungen bei dem Symbol der Glühbirne einzubringen geübt werden.

Auch bei Verlusten von Freunden, einer intakten Familie, dem geliebten Haustier oder dem unentbehrlichen Handy kann positives Alternativdenken und Assoziation von verschiedenen Lösungen geübt werden. Selbstverständlich bedeutet das nicht, dass Kinder nicht auch eine Zeit eingeräumt bekommen, in der man sie bei ihrer Trauer über Verluste begleiten kann (▶ KZZ 5.2).

Tab. 4.2: LZZ 5 – Bewältigungsstrategien einsetzen

Name des Schülers	Cartoon	Rollenspiel	Video-Model-lierung	Diskussion
Datum				
LZZ 5 Mit Frustration umgehen und Bewältigungsstrategien einsetzen				
KZZ 5.1 Mit Versagensängsten umgehen				
• Umgang mit einem Ablehnungsbescheid				
• Umgang mit mangelnder Beliebtheit				
• Als Einziger nicht mit auf einen Ausflug dürfen				
• Als Einziger die Fahrradprüfung nicht bestehen				
KZZ 5.2 Mit Verlusten umgehen und positiv denken				
• Trennung der Eltern				
• Verlust von Freunden durch Schulwechsel				
• Verlust des Handys				
• Verlust eines Haustiers				

4 Ziele für positive Persönlichkeitseigenschaften

LZZ 5 Bewältigungsstrategien einsetzen

KZZ 5.1 Mit Versagensängsten umgehen

KZZ 5.2 Mit Verlusten umgehen und positiv denken

KZZ 5.1 Mit Versagensängsten umgehen

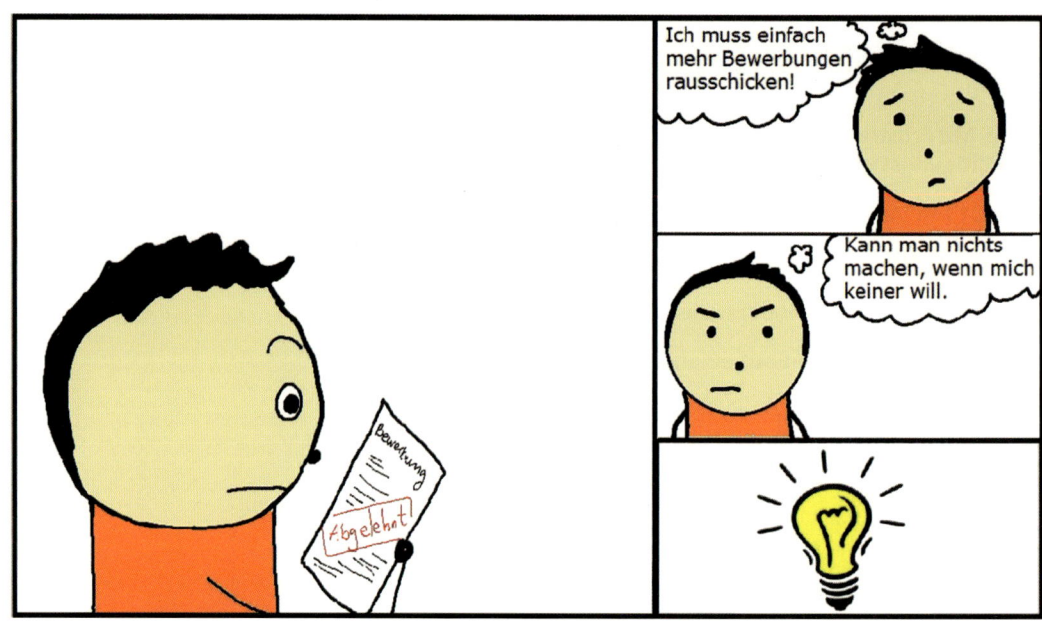

Deine Bewerbung für Dein Praktikum wird abgelehnt.
Was denkst/sagst/tust Du?

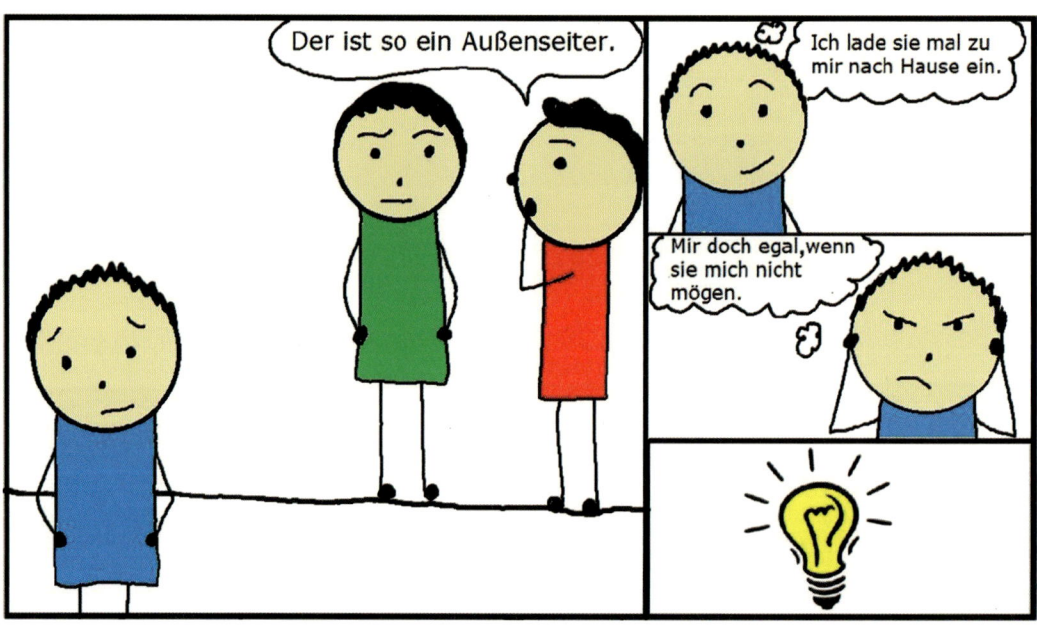

In der Schule bist Du nicht so beliebt bei den anderen.
Was denkst/sagst/tust Du?

4 Ziele für positive Persönlichkeitseigenschaften

LZZ 5
Bewältigungsstrategien einsetzen

KZZ 5.1
Mit Versagensängsten umgehen

KZZ 5.2
Mit Verlusten umgehen und positiv denken

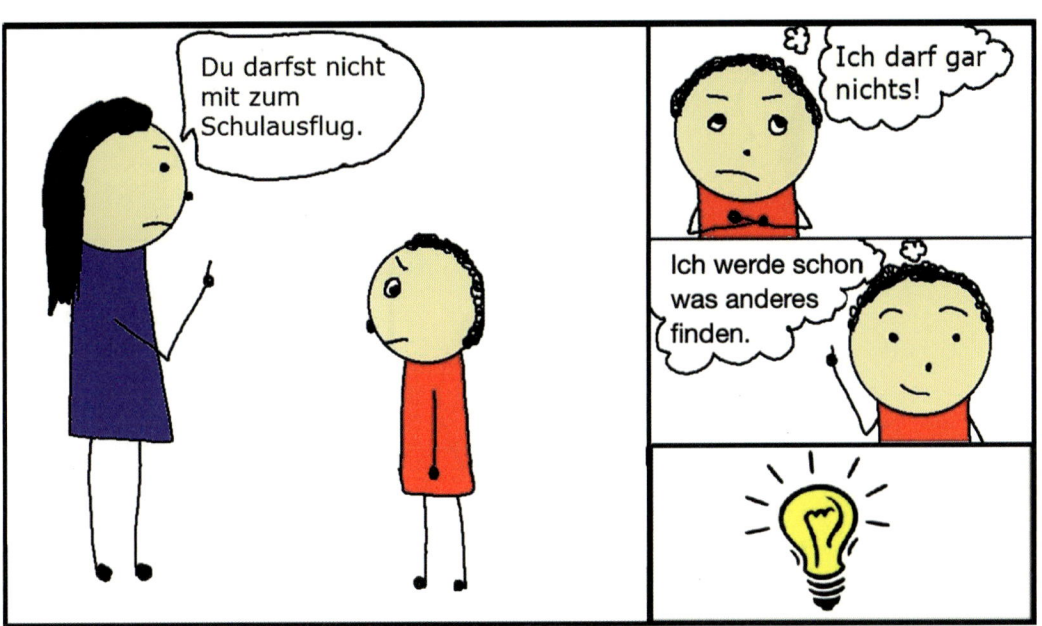

Deine Mutter sagt, dass Du nicht mit auf den Schulausflug darfst.
Was denkst/sagst/tust Du?

Du hast als Einziger die Fahrradprüfung nicht geschafft.
Was denkst/sagst/tust Du?

4 Ziele für positive Persönlichkeitseigenschaften

LZZ 5 Bewältigungsstrategien einsetzen

KZZ 5.1 Mit Versagensängsten umgehen

KZZ 5.2 Mit Verlusten umgehen und positiv denken

KZZ 5.2 Mit Verlusten umgehen und positiv denken

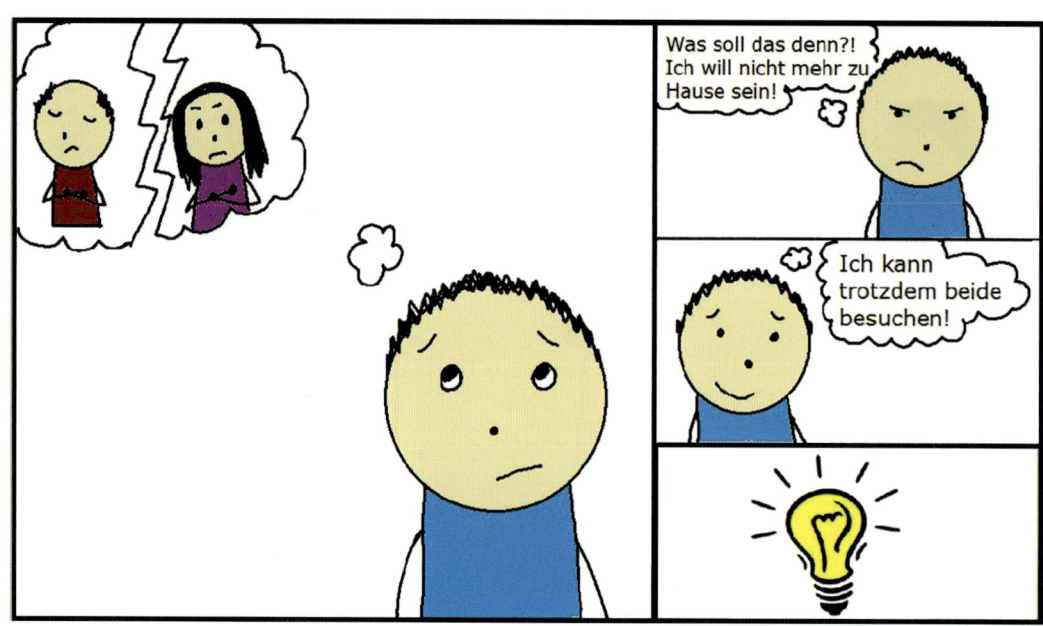

Du bist sehr traurig darüber, dass sich Deine Eltern getrennt haben.
Was denkst/sagst/tust Du?

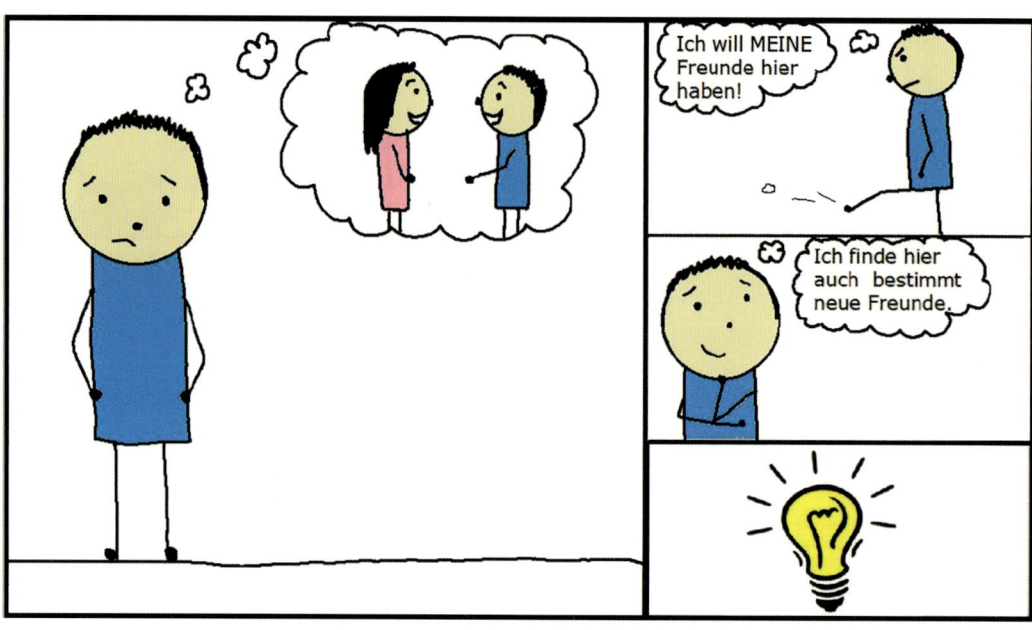

Du hast durch einen Schulwechsel all Deine Freunde verloren.
Was denkst/sagst/tust Du?

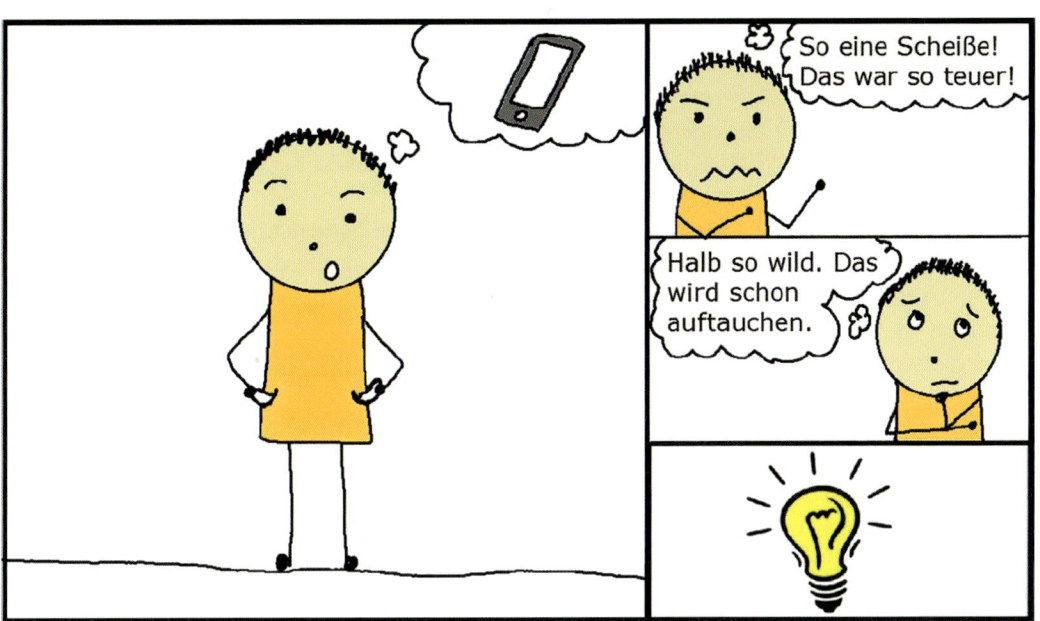

Du hast Dein Handy verloren.
Was denkst/sagst/tust Du?

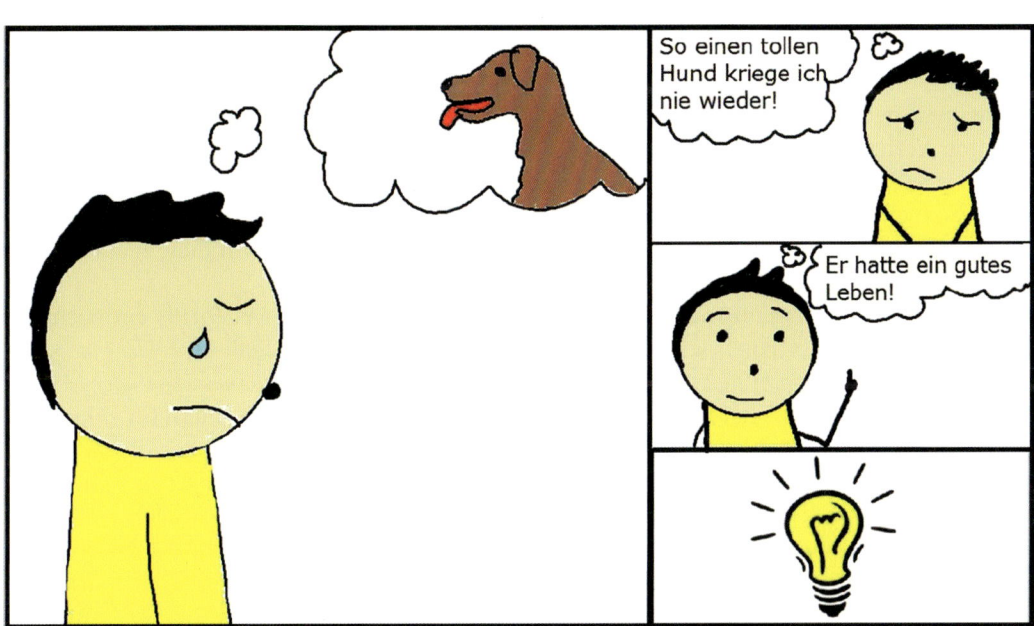

Dein Hund musste eingeschläfert werden.
Was denkst/sagst/tust Du?

4 Ziele für positive Persönlichkeitseigenschaften

LZZ 5

Bewältigungsstrategien einsetzen

KZZ 5.1
Mit Versagensängsten umgehen

KZZ 5.2
Mit Verlusten umgehen und positiv denken

LZZ 6 Loyal und vertrauenswürdig sein

4 Ziele für positive Persönlichkeitseigenschaften

LZZ 6 Loyal und vertrauenswürdig sein

KZZ 6.1 Loyal sein (zu Familie, Freunden, Lehrern und Kollegen)

KZZ 6.2 Selbstbewusst und echt sein

KZZ 6.3 Ehrlich sein, obwohl man Strafe oder Nachteile befürchtet

Hachiko war ein Hund, der von 1923 bis 1935 in einer kleinen Stadt in Japan lebte. Dort brachte er täglich seinen Besitzer zur Bahnstation und wartete selbst bei ungünstigen Wetterbedingungen bis dieser abends zurückkam. Auch nach dem Tod des Herrchens saß er neun Jahre lang erwartungsvoll am Bahnsteig. Seine unbedingte Loyalität zu seinem Besitzer wurde in einer Statue gewürdigt und 2009 in dem Film »Hachi the Dog« dokumentiert.

Das Beispiel zeigt eindrucksvoll, dass Loyalität selbst bei Tieren über den Tod desjenigen hinausgehen kann, dem sie die Treue halten. Loyalität scheint allerdings in den vergangenen Jahren aus der Mode gekommen zu sein, obwohl ja Treue und Kontinuität zu Stabilität und Vertrauen in Beziehungen wesentlich beitragen. Während zum Beispiel noch vor 70 Jahren Kriegerwitwen oft ihr ganzes Leben lang allein blieben oder auf ihren Partner warteten und selbst ungute Ehen »ausgehalten« wurden, sind heute kurzfristige Beziehungen, Scheidungen und Lebensabschnittspartnerschaften ein verbreiteter Trend. Auch häufige Umzüge, wechselnde Schulen und Arbeitsplätze machen eher Flexibilität erforderlich als ein langfristiges Engagement. Offensichtlich dient aber gerade in der heutigen Zeit die Geschichte von Hachiko als wichtiges Rückbesinnung auf Treue und Beständigkeit. Mehr als 70 Jahre nach seinem Tod wird Hachiko einmal im Jahr nahe dem Ort seines Wartens in einer Zeremonie geehrt. Der Film über ihn ist mittlerweile in 50 Ländern veröffentlicht.

Loyalität ist die langfristige Hingabe und Treue zu einer Person, einer Gruppe, einer Glaubensannahme, einer Nation oder einem Land. Menschen können zum Beispiel gegenüber ihrem Geburtsland oder auch ihrer neuen Heimat loyal sein. Loyalität ist eng verknüpft mit der Integrität einer Person. Hierunter versteht man die Treue zu sich selbst, d. h. die andauernde Übereinstimmung des persönlichen Wertesystems mit dem eigenen Handeln (Loyalität 2019).

Ein Mensch ist vertrauenswürdig, wenn er loyal und integer ist und man sich darauf verlassen kann, dass er authentisch, vorhersehbar und langfristig verlässlich ist. Besonders in der Pubertät fällt es manchen Kindern allerdings nicht einfach loyal zu sein. So bekommen Schüler oft schnelle Aufmerksamkeit von Gleichaltrigen, wenn sie sich über Klassenkameraden, Eltern oder Lehrer lustig machen oder negativ über sie reden. Auch Bezeichnungen wie »mein Alter/meine Alte« oder fiktive Geschichten über das »peinliche Verhalten« der Eltern oder zu strenge Erziehungsmaßnahmen gelten in bestimmten Gruppen als cool. (▶ KZZ 6.1)

Integrität gehört ebenfalls zum möglichen Katalog der Werte, die Schüler im Rahmen der Positiven Verhaltensunterstützung an einem Schultag als Ziel deklarieren können. Auch hier geht es darum, gezielt ein positives Charaktermerkmal zu üben und hierbei sein Bestes zu geben. So bleibt man sich treu, wenn man nicht bei Anstiftungen, gefährlichen oder verbotenen Dingen mitmacht und zu seiner eigenen Meinung auch dann steht, wenn diese nicht populär ist. (▶ KZZ 6.2)

Ehrlich sein, selbst wenn man Strafe oder Nachteile befürchtet, ist ebenfalls ein wichtiges Erziehungsziel, das Vertrauen schafft. Hier kann der folgende Slogan helfen: »*Fehler machen ist nicht schlimm, solange man sie zugibt und versucht, den Schaden wiedergutzumachen oder Missverständnisse aufzuklären.*« Sicher ist zusätzlich auch der Vorsatz sinnvoll aus Fehlern für zukünftige Situationen zu lernen (▶ KZZ 6.3).

Aus der Vielzahl der möglichen Ziele, um Vertrauen zu schaffen und integer zu sein, haben wird die folgenden Ziele herausgegriffen:

Tab. 4.3: LZZ 6 – Loyal und vertrauenswürdig sein

Name des Schülers	Cartoon	Rollenspiel	Video-Modellierung	Diskussion
Datum				
LZZ 6 Loyal und vertrauenswürdig sein				
KZZ 6.1 Loyal sein (zu Familie, Freunden, Lehrern und Kollegen)				
• Sich nicht über seine Eltern lustig machen				
• Lehrer respektieren				
• Verstorbene nicht vergessen				
• Loyal zu seinem Team sein				
KZZ 6.2 Selbstbewusst und echt sein				
• Beim Anstiften nicht mitmachen				
• Bei gefährlichen Dingen nicht mitmachen				
• Bei verbotenen Dingen nicht mitmachen				
• Seine Meinung äußern und sich gegen die Meinung anderer durchsetzen				
KZZ 6.3 Ehrlich sein, obwohl man Strafe oder Nachteile befürchtet				
• Zugeben, dass man einen Schaden angerichtet hat				
• Zugeben, dass man etwas genommen hat				
• Zugeben, dass man Geld genommen hat				
• Zugeben, dass man sich geirrt hat				

4 Ziele für positive Persönlichkeitseigenschaften

LZZ 6
Loyal und vertrauenswürdig sein

KZZ 6.1 Loyal sein (zu Familie, Freunden, Lehrern und Kollegen)

KZZ 6.2 Selbstbewusst und echt sein

KZZ 6.3 Ehrlich sein, obwohl man Strafe oder Nachteile befürchtet

4 Ziele für positive Persönlichkeitseigenschaften

**LZZ 6
Loyal und vertrauenswürdig sein**

KZZ 6.1
Loyal sein (zu Familie, Freunden, Lehrern und Kollegen)

KZZ 6.2
Selbstbewusst und echt sein

KZZ 6.3
Ehrlich sein, obwohl man Strafe oder Nachteile befürchtet

KZZ 6.1 Loyal sein (zu Familie, Freunden, Lehrern und Kollegen)

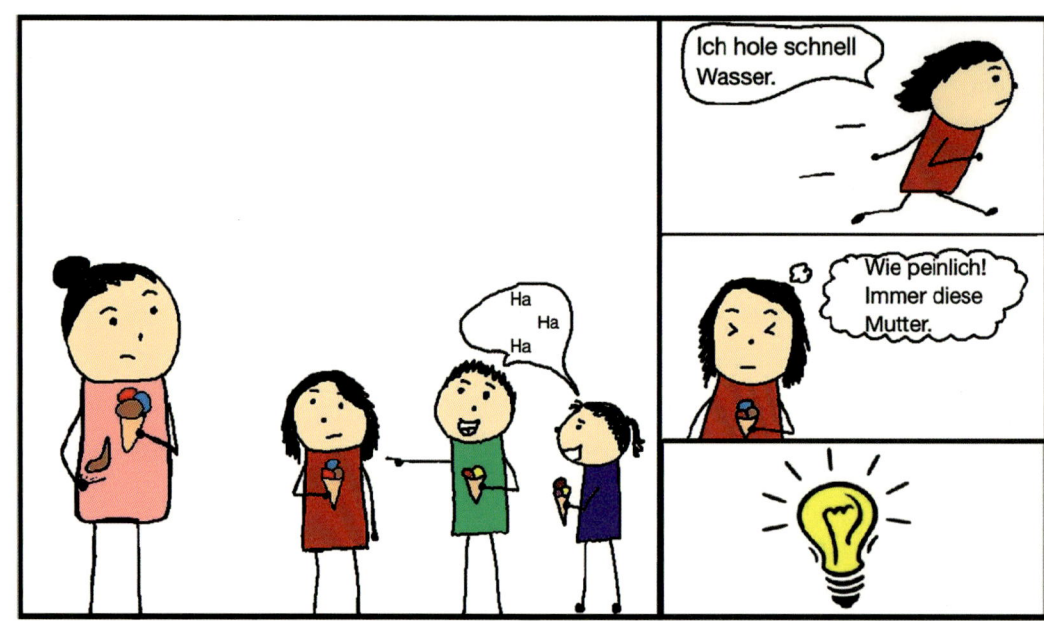

Deine Mutter hat auf ihr Kleid gekleckert und Deine Freunde lachen sie aus.
Was denkst/sagst/tust Du?

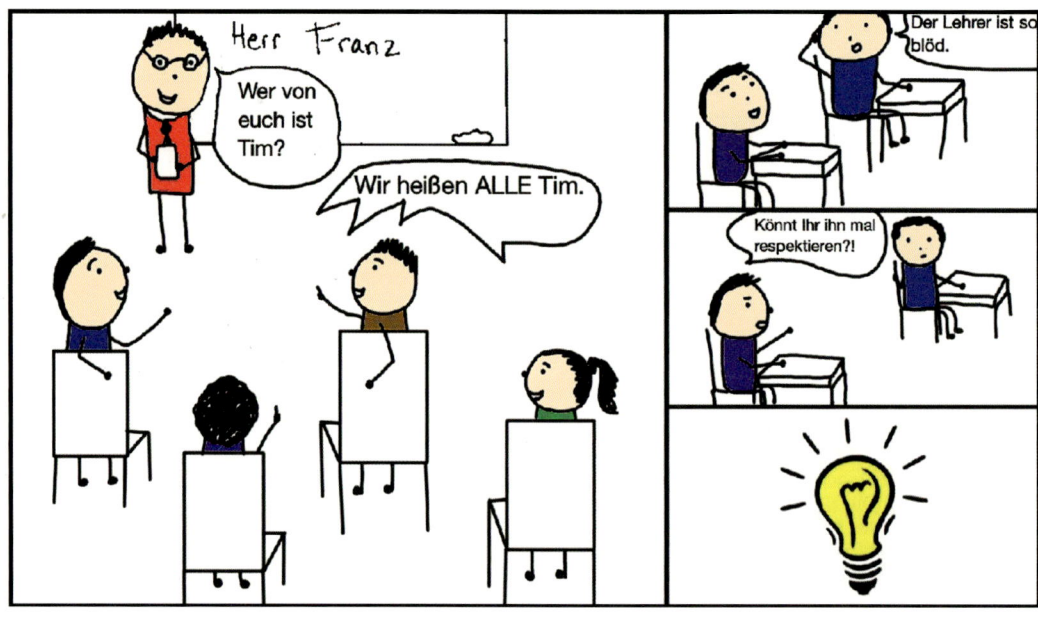

Einige aus Deiner Klasse machen sich über den neuen Lehrer lustig.
Was denkst/sagst/tust Du?

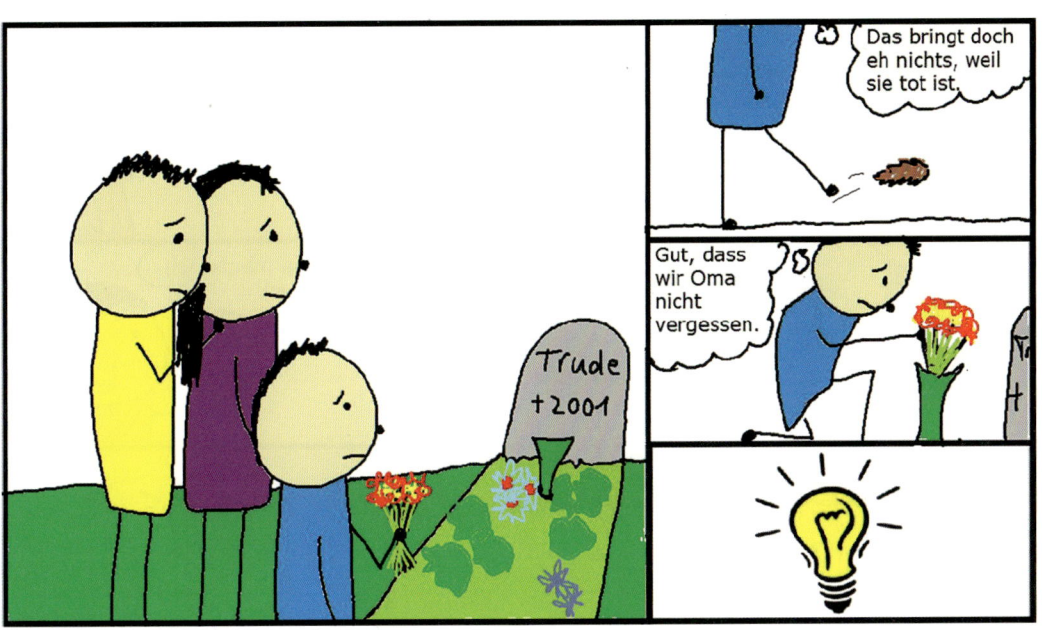

Deine Eltern wollen mit Dir zum Friedhof gehen, um Deiner Oma Blumen zu bringen. Was denkst/sagst/tust Du?

Dein Team hat verloren und Du überlegst, ob Du zum Gewinnerteam wechseln solltest. Was denkst/sagst/tust Du?

4 Ziele für positive Persönlichkeitseigenschaften

LZZ 6

Loyal und vertrauenswürdig sein

KZZ 6.1
Loyal sein (zu Familie, Freunden, Lehrern und Kollegen)

KZZ 6.2
Selbstbewusst und echt sein

KZZ 6.3
Ehrlich sein, obwohl man Strafe oder Nachteile befürchtet

4 Ziele für positive Persönlichkeitseigenschaften

LZZ 6
Loyal und vertrauenswürdig sein

KZZ 6.1
Loyal sein (zu Familie, Freunden, Lehrern und Kollegen)

KZZ 6.2
Selbstbewusst und echt sein

KZZ 6.3
Ehrlich sein, obwohl man Strafe oder Nachteile befürchtet

KZZ 6.2 Selbstbewusst und echt sein

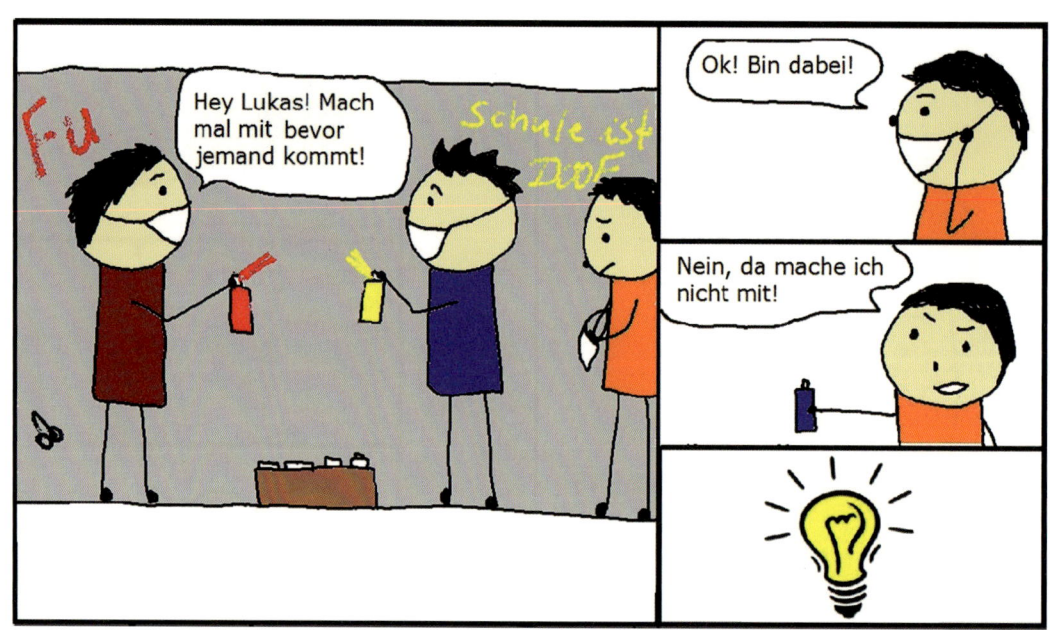

Deine Freunde wollen, dass Du beim Sprayen an der Wand mitmachst, bevor jemand kommt.
Was denkst/sagst/tust Du?

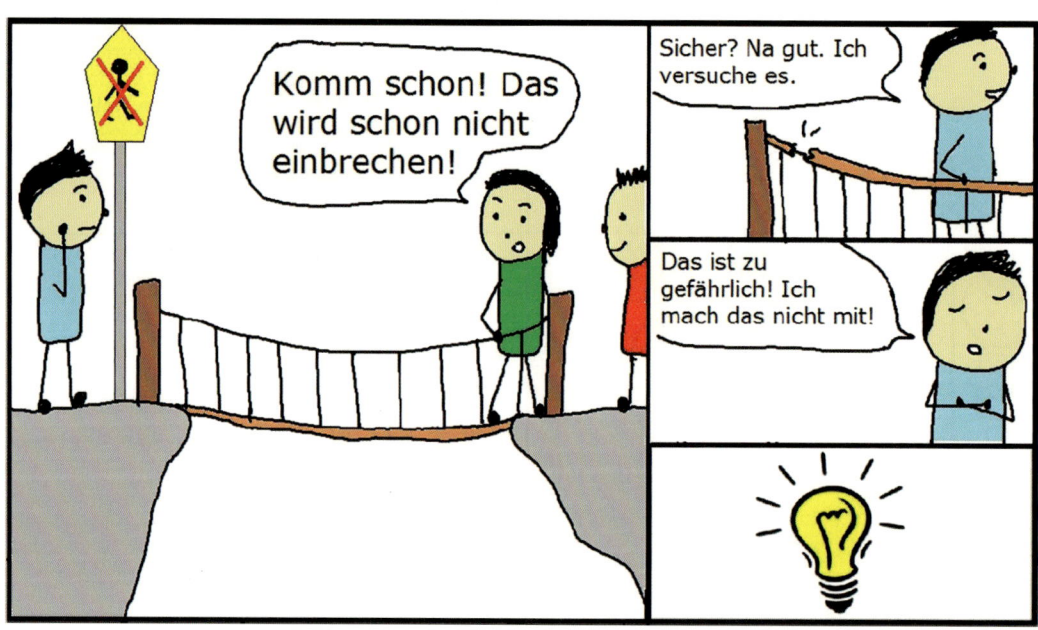

Deine Freunde möchten, dass Du auch über eine Brücke gehst, die wegen Einbruchsgefahr gesperrt ist.
Was denkst/sagst/tust Du?

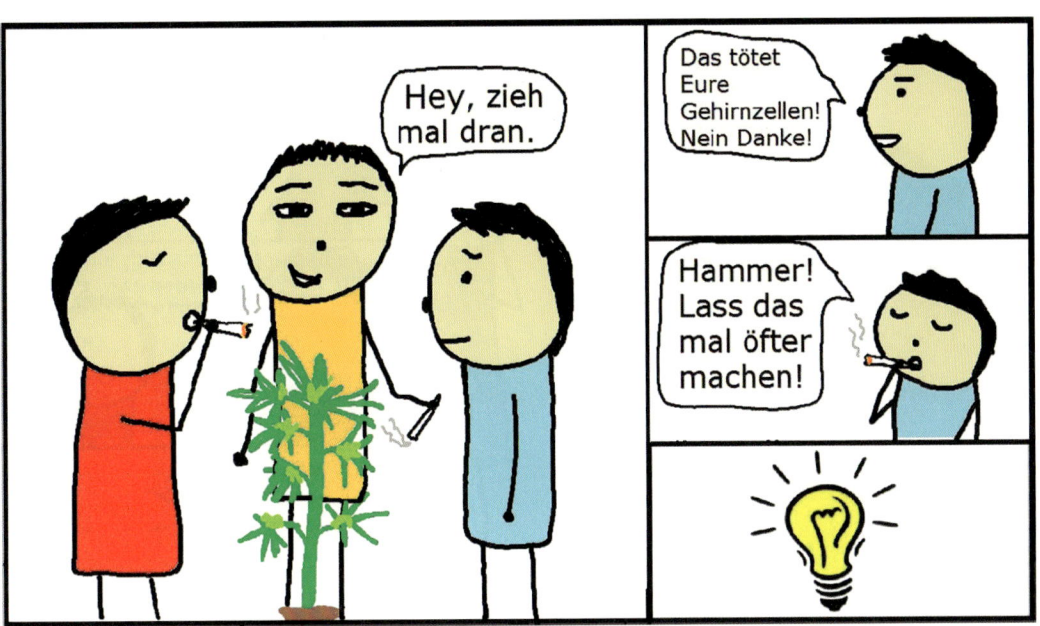

Nachbarskinder wollen, dass Du auch an einem Joint ziehst.
Was denkst/sagst/tust Du?

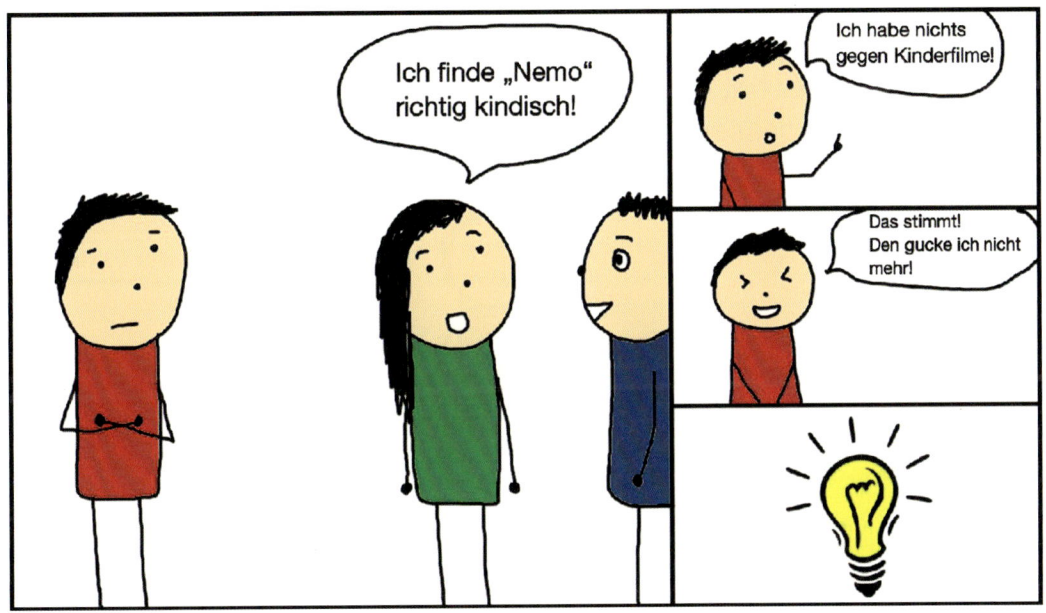

Du hörst wie Schulkameraden schlecht über einen Film reden, den Du magst.
Was denkst/sagst/tust Du?

4 Ziele für positive Persönlichkeitseigenschaften

LZZ 6

Loyal und vertrauenswürdig sein

KZZ 6.1
Loyal sein (zu Familie, Freunden, Lehrern und Kollegen)

KZZ 6.2
Selbstbewusst und echt sein

KZZ 6.3
Ehrlich sein, obwohl man Strafe oder Nachteile befürchtet

4 Ziele für positive Persönlichkeitseigenschaften

LZZ 6 Loyal und vertrauenswürdig sein

KZZ 6.1 Loyal sein (zu Familie, Freunden, Lehrern und Kollegen)

KZZ 6.2 Selbstbewusst und echt sein

KZZ 6.3 Ehrlich sein, obwohl man Strafe oder Nachteile befürchtet

KZZ 6.3 Ehrlich sein, obwohl man Strafe oder Nachteile befürchtet

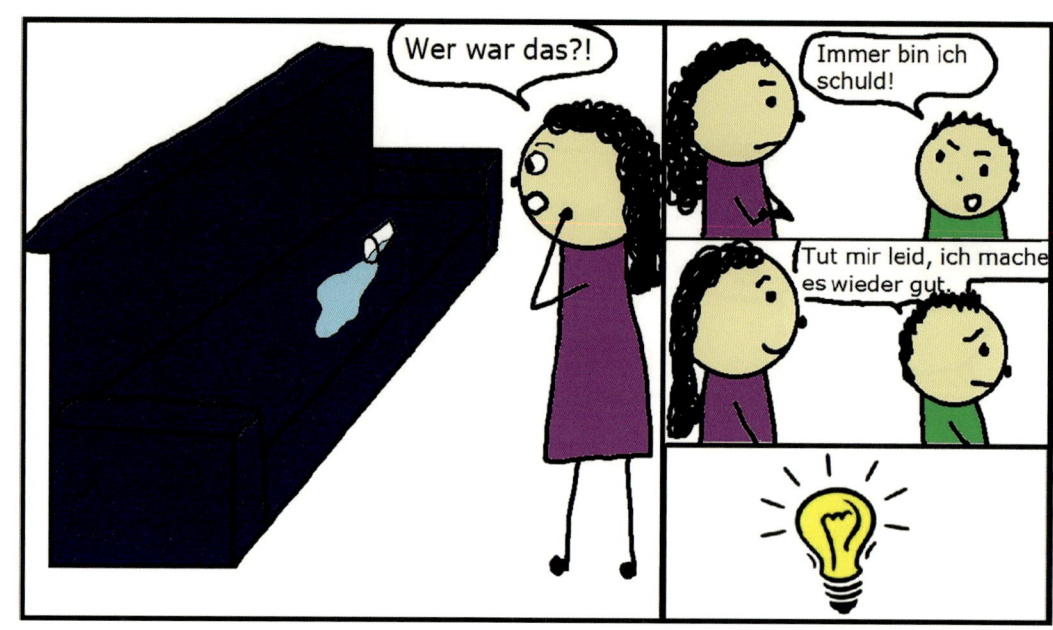

Du hast Dein Glas mit Saft auf dem Sofa verschüttet und Deine Mutter fragt Dich wer das war. Was denkst/sagst/tust Du?

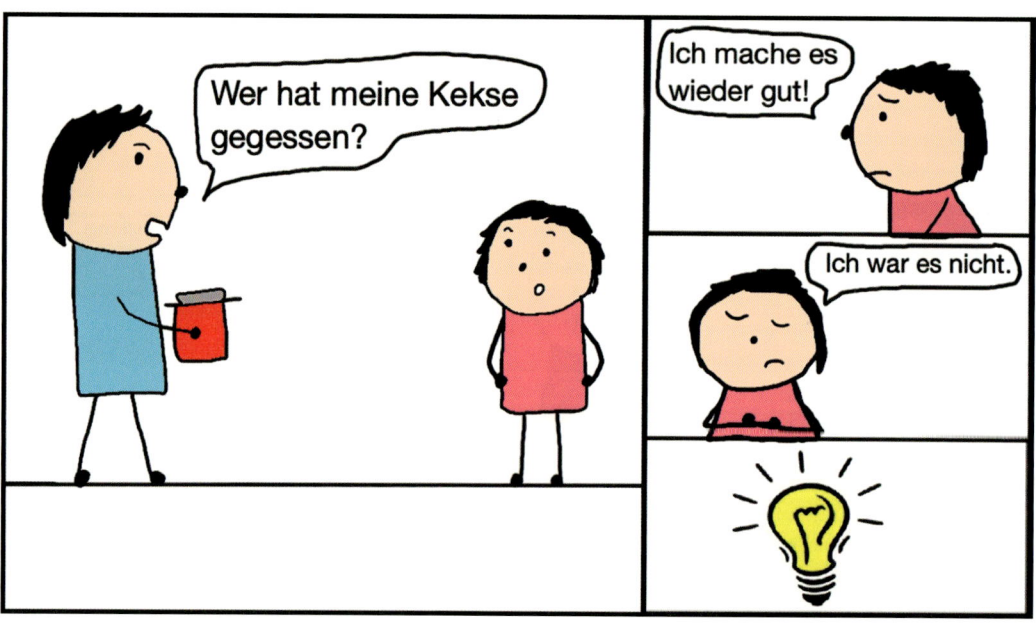

Dein Bruder vermisst Kekse aus seiner Dose und fragt Dich. Was denkst/sagst/tust Du?

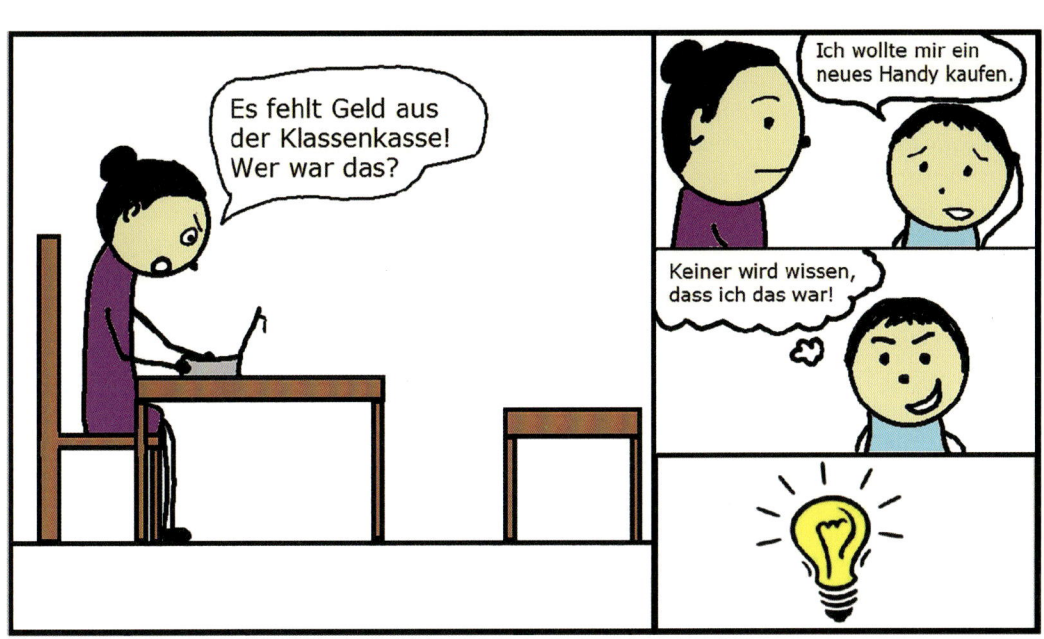

Die Lehrerin fragt, wer das Geld aus der Klassenkasse gestohlen hat.
Was denkst/sagst/tust Du?

4 Ziele für positive Persönlichkeitseigenschaften

LZZ 6
Loyal und vertrauenswürdig sein

KZZ 6.1
Loyal sein (zu Familie, Freunden, Lehrern und Kollegen)

KZZ 6.2
Selbstbewusst und echt sein

KZZ 6.3
Ehrlich sein, obwohl man Strafe oder Nachteile befürchtet

Der Lehrer hat Dir aus Versehen die Klausur Deines Nachbarn mit einer guten Note gegeben.
Was denkst/sagst/tust Du?

4 Ziele für positive Persönlichkeitseigenschaften

LZZ 7 Selbstkontrolle

In den 1960er Jahren führten Walter Mitchel und Ebbe Ebenson (1970) an der Stanford Universität mit vier- bis sechsjährigen Kindern einen Test durch, der als »Marshmallow-Test« bekannt wurde. Sie gaben Kindern in einem reizarmen Raum ein Marshmallow (oder auch eine andere Süßigkeit) und versprachen ein zweites, wenn sie auf die Rückkehr des Experimentators warteten. Aus einer Gruppe von 600 Kindern wartete ein Drittel der Kinder mit deutlicher Anstrengung (wie riechen, lecken oder streicheln der Verlockung) bis zu 15 Minuten auf das versprochene zweite Marshmallow. Die restliche Gruppe konnte es nicht abwarten und verspeiste die Süßigkeit. Die Kinder, die auf den doppelten Verstärker warten konnten, zeigten im Alter von 15 Jahren besseres Sozialverhalten und höhere Testwerte (Mischel 2014).

Auch wenn Nachfolgeergebnisse die Vorhersehbarkeit dieses einfachen Tests für späteren Erfolg differenzierten (Watts et al. 2018), ist die Fähigkeit, auf eine unmittelbare Bedürfnisbefriedigung zu verzichten, eine wichtige Komponente von Selbstkontrolle. Selbstdisziplin, Gewissenhaftigkeit und langfristige Zielverfolgung sind nach Langzeitstudien wichtige Eigenschaften für spätere Zufriedenheit, Gesundheit und Wohlstand (Moffitt et al. 2011).

Daher sollten Schüler gezielt *selbstkontrolliertes Handeln* üben und hierzu angeleitet werden. Hierzu gehört u. a. sich selbst zu beobachten, über sich zu reflektieren und kurzfristige Ziele langfristigen unterzuordnen. So mag es mehr Spaß machen, das Neuste bei facebook nachzusehen als seine Hausaufgaben zu erledigen, aber letztere können die Basis für stabileres Wissen, bessere Noten und damit bessere Berufschancen sein.

»Wie wirke ich auf andere?« Diese Frage setzt *Selbstbeobachtung* voraus. »Kann es sein, dass meine Gesprächsthemen oder meine Verhaltensweisen (wie Nägel kauen oder sonstige »Ticks«) den anderen nerven?« (▶ KZZ 7.1).

Rücksichtnahme ist ebenfalls ein wichtiger sozialer Wert. »Was erwarten andere von mir?«, »Welche Verhaltensweisen würden stören oder verletzen?« So mag laute Musik für ihren Besitzer erfrischend sein, aber nicht jeder findet das so (▶ KZZ 7.1). Es kann sogar manchmal angemessen sein, die Wahrheit zu beschönigen, um jemanden nicht zu enttäuschen (wie im Beispiel eines Geschenks das man schon hat).

Selbstkontrolle bezieht sich auch auf die *Kontrolle von unangemessenen Verhaltensweisen*, wie Wut- und Launen-Ausbrüche. Hierzu gehören Schüler, die schon gereizt nach Hause kommen, weil sie in der Schule durch Noten oder negatives Feedback gereizt sind (▶ KZZ 7.2). Auch überwältigende Aufgabenberge können zu »Ausrasten« führen, sollten das aber nicht. Sinnvoller ist, hier Pläne zu machen, wie man überwältigende Arbeit in systematischen Schritten bewältigt (▶ KZZ 7.2). Die folgenden Beispiele haben wir aus der großen Zahl der Möglichkeit herausgewählt:

Tab. 4.4: LZZ 7 Selbstkontrolle

Name des Schülers	Cartoon	Rollenspiel	Video-Modellierung	Diskussion

Datum

LZZ 7 Selbstkontrolle

KZZ 7.1 Sich seiner selbst und anderer bewusst sein

- Nicht mit Dauermonolog nerven
- Nägel beißen unterdrücken
- Schulstress angemessen ausdrücken
- Rücksicht nehmen

Tab. 4.4: LZZ 7 Selbstkontrolle – Fortsetzung

Name des Schülers	Cartoon	Rollenspiel	Video-Modellierung	Diskussion
KZZ 7.2 Umgang mit Stress				
• Beruhigungsstrategien bei Klausuren-Stress				
• Nicht ärgern bei Mobbing				
• Umgang mit Gewichtsstress				
• Umgang mit Gruppendruck				

4 Ziele für positive Persönlichkeitseigenschaften

LZZ 7
Selbstkontrolle

KZZ 7.1
Sich seiner selbst und anderer bewusst sein

KZZ 7.2
Umgang mit Stress

4 Ziele für positive Persönlichkeitseigenschaften

LZZ 7
Selbstkontrolle

KZZ 7.1
Sich seiner selbst und anderer bewusst sein

KZZ 7.2
Umgang mit Stress

KZZ 7.1 Sich seiner selbst und anderer bewusst sein

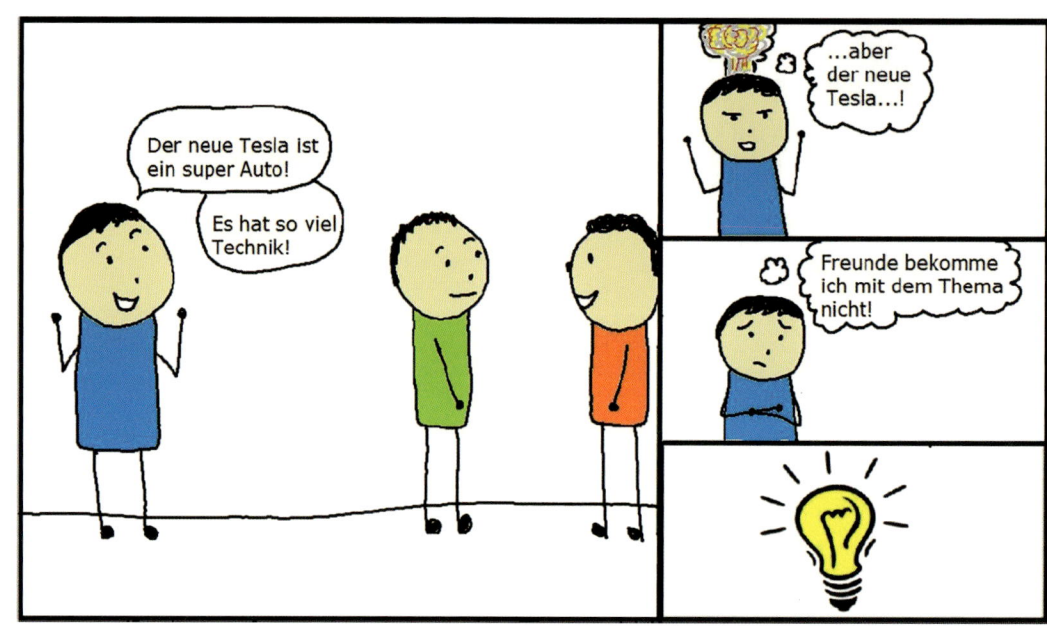

Dich faszinieren Autotypen, aber oft hören die anderen Dir gar nicht richtig zu.
Was denkst/sagst/tust Du?

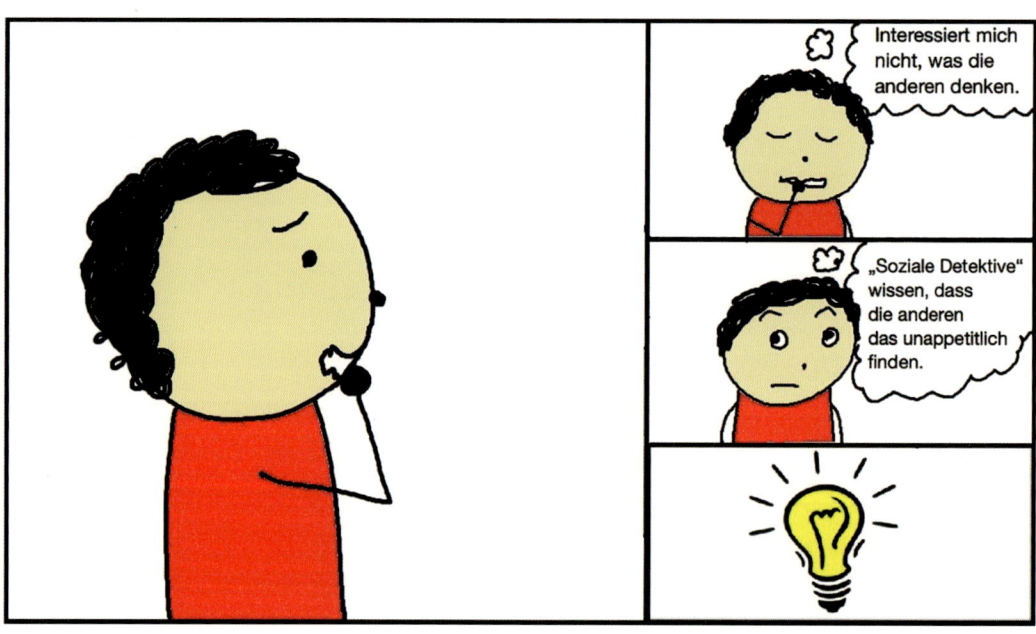

Wenn Du nervös bist, knabberst Du an Deinen Nägeln, aber das finden die anderen offensichtlich nicht cool.
Was denkst/sagst/tust Du?

4 Ziele für positive Persönlichkeitseigenschaften

LZZ 7
Selbstkontrolle

KZZ 7.1
Sich seiner selbst und anderer bewusst sein

KZZ 7.2
Umgang mit Stress

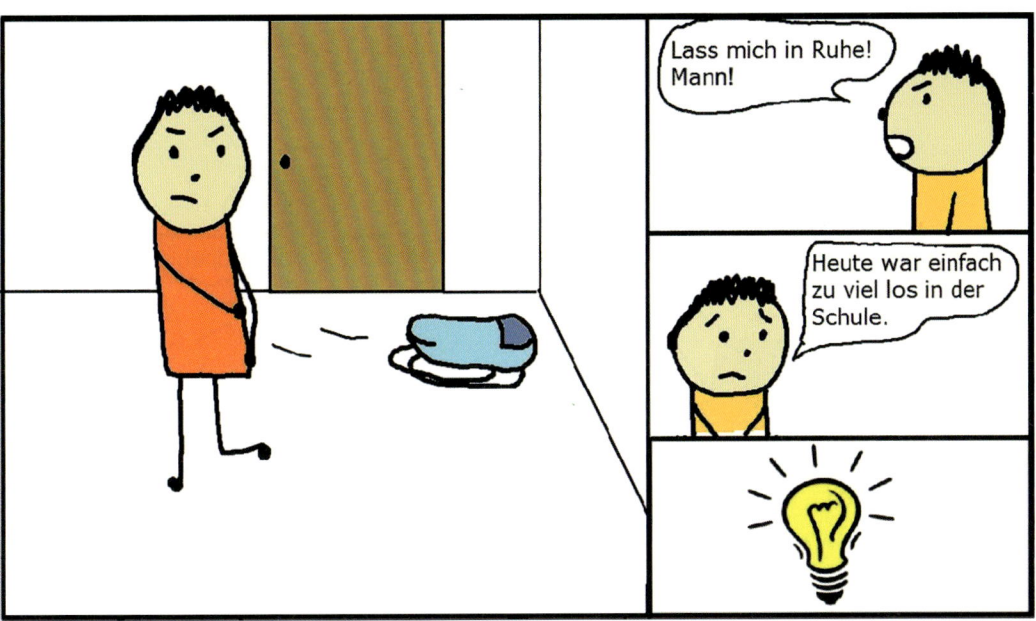

Du kommst völlig gestresst aus der Schule und wirfst Deine Tasche in die Ecke. Deine Mutter fragt besorgt, was los ist.
Was denkst/sagst/tust Du?

Du gehst mit Deiner lauten Musik durch den Park und siehst wie ein Mann seine Ohren zuhält.
Was denkst/sagst/tust Du?

KZZ 7.2 Umgang mit Stress

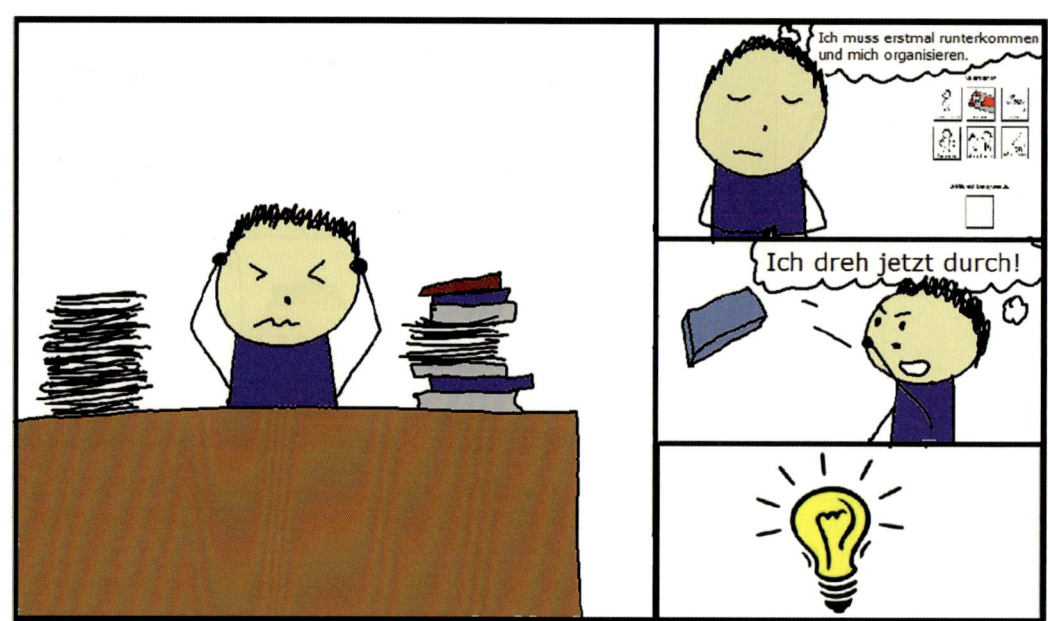

Du hast zwei Klausuren in einer Woche und weißt nicht, wo Du anfangen sollst.
Was denkst/sagst/tust Du?

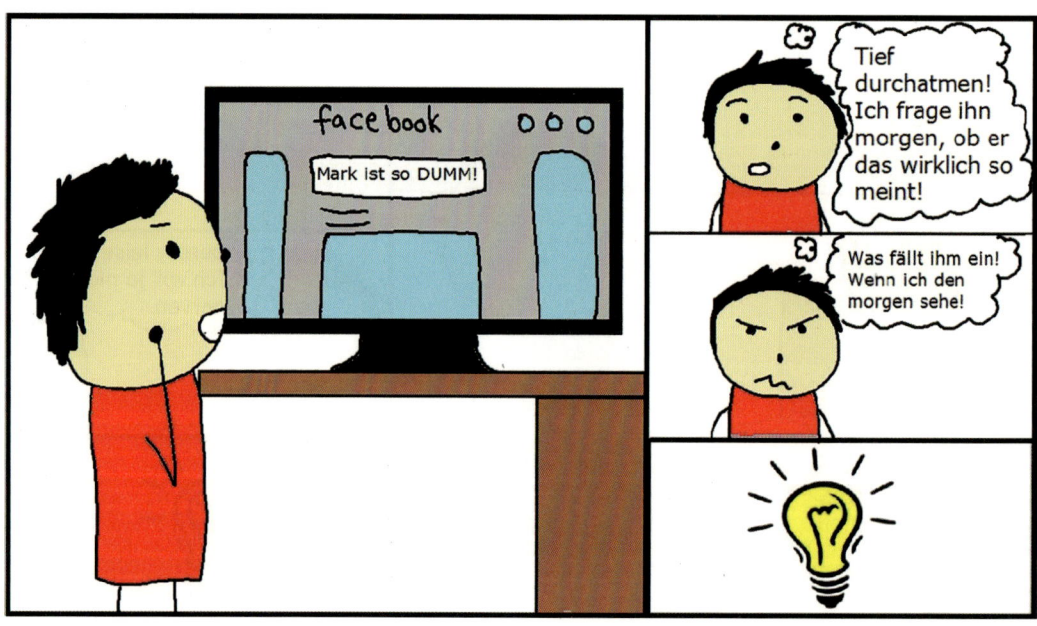

Du siehst bei Facebook einen Kommentar von einem Mitschüler, der Dich verletzt.
Was denkst/sagst/tust Du?

4 Ziele für positive Persönlichkeitseigenschaften

LZZ 7
Selbstkontrolle

KZZ 7.1
Sich seiner selbst und anderer bewusst sein

KZZ 7.2
Umgang mit Stress

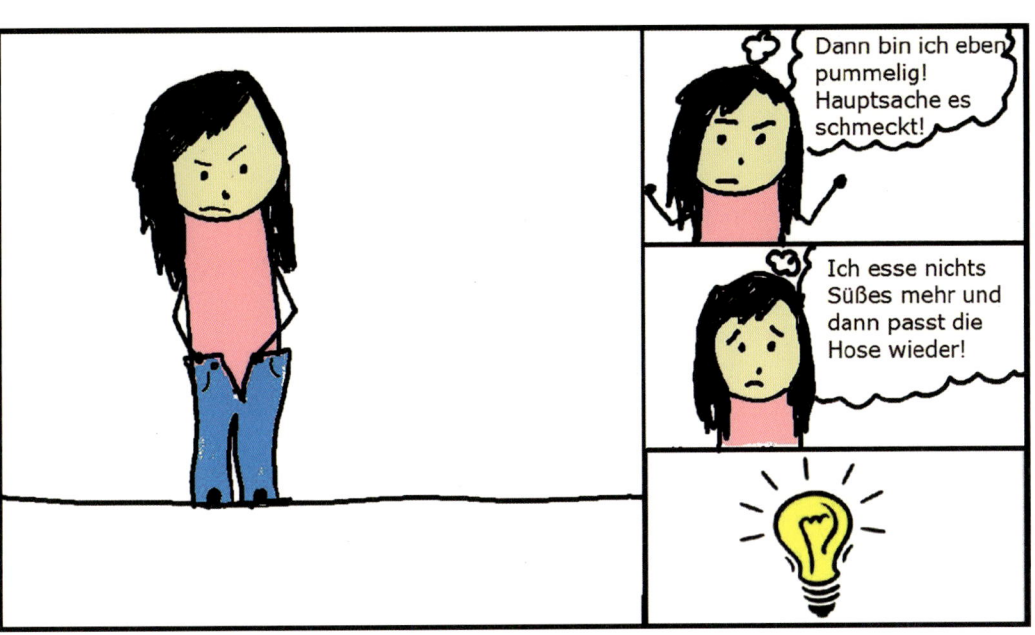

Du isst gerne Süßigkeiten, aber passt nicht mehr in Deine Lieblingshose.
Was denkst/sagst/tust Du?d

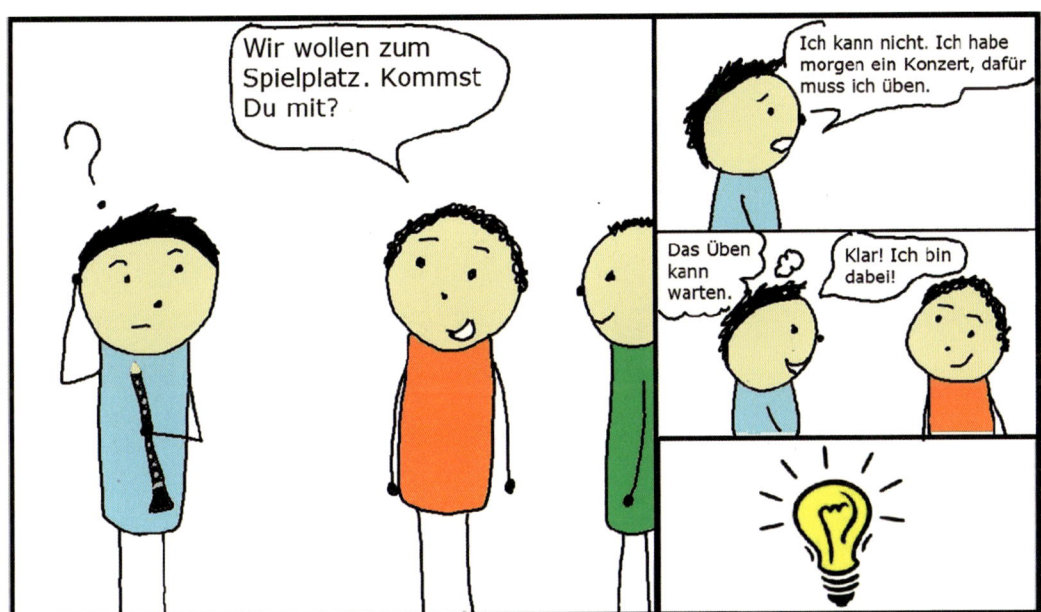

Du hast morgen ein Konzert und musst noch dafür üben, aber Deine Freunde wollen mit Dir zum Spielplatz.
Was denkst/sagst/tust Du

5 Ziele für kommunikative Kompetenz

LZZ 8 Ein guter Gesprächspartner sein

Eine Gruppe von Teenagern sitzt in der Pause zusammen und hört mit zunehmender Langeweile dem Monolog ihres (autistischen) Schulkameraden zu. Dieser beschreibt detailliert seine Faszination mit schwarzen Löchern. Plötzlich hält er inne und kommentiert »Oops, das war ein »Ich-Gespräch« – ich wollte doch »Du-Gespräche« machen und wechselt zu einem weniger ungewöhnlichen Thema«.

Offensichtlich hat das Sozial- und Kommunikationstraining des Jugendlichen gefruchtet: statt über das zu sprechen, was *ihn* interessiert, spricht er über das, was das Gegenüber interessieren könnte. Eine Voraussetzung dafür ist, dass er sich selbst beobachtet und sein eigenes Verhalten aus der Sicht der anderen sieht. Zusätzlich muss er auch die Mimik und Körperhaltung der anderen berücksichtigen und auf ihr Gesprächsthema oder ihre Interessen eingehen. Hiermit ist das Fernziel, ein *guter Gesprächspartner* oder *kompetenter Kommunikator* zu sein, verbunden mit den vorher beschriebenen Fähigkeiten, die Perspektive der anderen einzunehmen (▶ LZZ 7), sich also in ihre Lage zu versetzen und sich selbst zu kontrollieren. Man kann davon ausgehen, dass viele Freundschaften, Karrieren oder sogar Ehen gerettet werden könnten, wenn ein gezieltes Training im Eingehen auf das Gegenüber durchgeführt würde.

Das Aktive Zuhören wurde in den 1980er Jahren im Rahmen der Gesprächspsychotherapie von dem Psychologen Carl Rogers entwickelt (Rogers 1985). Hierbei geht es um ein wertfreies, empathisches Zuhören, das dem anderen eine völlige Akzeptanz seiner Persönlichkeit signalisiert, wobei man die eigene Meinung zurückhält.

Mittlerweile ist aktives Zuhören auch außerhalb der Therapie verbreitet. So wird die Methode u. a. in der Sozialarbeit, der Mediation, der Medizin, der Rechtswissenschaft oder in Betrieben eingesetzt. Auch Programme zur Streitschlichtung in Schulen betonen aktives Zuhören als Grundlage für Konfliktlösungen (https://www.bug-nrw.de/landesprogramm/, Zugriff am 17.09.2019).

Aktiv zuhören ist nicht immer einfach. So werden meist reziproke Gespräche geführt, wie im Beispiel des Skiurlaubs, statt auf den anderen einzugehen. Kinder sollen sensibilisiert werden, dass man besonders bei erfreulichen und besorgniserregenden Themen auf die Gefühle des anderen eingeht, wie bei der guten Nachricht über den erwünschten Studienplatz oder der Sorge über die kranke Oma.

Du- statt *Ich-Gespräche* werden anhand der Cartoons verdeutlicht. So sind die anderen offensichtlich weder an den eigenen Belobigungen über Fußballspiel interessiert noch an weiten Abschweifungen über die Familiengeschichte (▶ KZZ 8.4).

Vielen Menschen fällt es leichter zu kritisieren als Komplimente zu geben. Hierbei sind Lehrer und Schüler keine Ausnahme. Bei Lehrern sollte zum Beispiel das Verhältnis von Lob zu Tadel bei 4 zu 1 sein. Es scheint sinnvoll, auch Schüler an angemessenes Loben zu erinnern (Myers et al. 2011). Komplimente können dabei über äußere Dinge gemacht werden wie über das neue Kleid oder die tolle Playlist oder auch über innere Eigenschaften wie die Hilfsbereitschaft des anderen. Statt zum Beispiel dem Gewinner seinen Sieg oder dem Mitschüler seine besseren Noten zu neiden, werden Beispiele gegeben von aufrichtigen Komplimenten (▶ KZZ 8.1).

Kinder wissen oft nicht, wie sie sich entschuldigen sollen und dass ein einfaches »Tschuldigung« nicht ausreicht. Hier können emotionale Bemerkungen wie »Oh jeh! Es tut mir so leid!« oder Slogans wie »Ich war es!« bzw. »Ich mach es wieder gut« langwierige »Predigten« verhindern helfen (▶ KZZ 8.2).

Oft kommt es zu zwischenmenschlichen Problemen, weil Missverständnisse nicht klar geklärt werden. Daher ist auch dieses ein mögliches Trainingsziel, das erneut nur mit einigen wenigen Cartoons begonnen wird, aber im Rollenspiel oder als Tages- oder Wochenziel gezielt geübt werden kann (▶ KZZ 8.3).

5 Ziele für kommunikative Kompetenz

LZZ 8 Ein guter Gesprächspartner sein

- **KZZ 8.1** Komplimente machen
- **KZZ 8.2** Sich entschuldigen und es wiedergutmachen
- **KZZ 8.3** Missverständnisse klären
- **KZZ 8.4** »Du«- statt »Ich«-Gespräche
- **KZZ 8.5** Interesse am anderen zeigen und aktiv zuhören
- **KZZ 8.6** Dankbarkeit ausdrücken

Das Cartoonbuch endet mit dem Lernziel, Eltern, Lehrern und Mitschülern dankbar zu sein. Man kann für sehr viel dankbar sein, wenn man es sich bewusst macht: so für die Einladung zum Essen oder zu einem Ausflug oder auch die erhaltene Hilfe und selbst eine angemessene Kritik (KZZ 8.6).

Aus der Vielzahl der Trainingsziele für kompetente Kommunikation haben wir die folgenden herausgegriffen:

Tab. 5.1: LZZ 8 – Ein guter Gesprächspartner sein

Name des Schülers	Cartoon	Rollenspiel	Video-Modellierung	Diskussion
Datum				
LZZ 8 Ein guter Gesprächspartner sein				
KZZ 8.1 Komplimente machen				
• Positive Bemerkung über Kleidung				
• Positive Bemerkung über Besitz				
• Positive Bemerkung über Hilfe				
• Positive Bemerkung über Fähigkeiten				
KZZ 8.2 Sich entschuldigen und es wiedergutmachen				
• Sich entschuldigen, wenn man jemanden verletzt				
• Sich entschuldigen, wenn man etwas kaputt gemacht hat				
• Sich entschuldigen, wenn man etwas vergessen hat				
• Sich entschuldigen, wenn man gelogen hat				
KZZ 8.3 Missverständnisse klären				
• Fehlannahme klären				
• Unverständnis klären				
• Klausurtermin klären				
• Arzttermin klären				
KZZ 8.4 »Du«- statt »Ich«-Gespräche				
• Nicht auf seinem Lieblingsthema beharren				
• Besser nicht angeben				
• Interesse der anderen beachten				
• Nicht immer Recht haben wollen				
KZZ 8.5 Interesse am anderen zeigen und aktiv zuhören				
• Aktives Zuhören bei Erfolg eines Familienmitglieds				
• Aktives Zuhören bei Verlust eines Familienmitglieds				
• Aktives Zuhören bei der Urlaubsgeschichte eines Freundes				
• Aktives Zuhören bei der Freude eines Freundes				

Tab. 5.1: LZZ 8 – Ein guter Gesprächspartner sein – Fortsetzung

Name des Schülers	Cartoon	Rollenspiel	Video-Modellierung	Diskussion
KZZ 8.6 Dankbarkeit ausdrücken				
• Für eine Essenseinladung danken				
• Für Vorschläge dankbar sein				
• Für kritisches Feedback danken				
• Für Lebenshilfen dankbar sein				

5 Ziele für kommunikative Kompetenz

LZZ 8

Ein guter Gesprächspartner sein

KZZ 8.1 Komplimente machen

KZZ 8.2 Sich entschuldigen und es wiedergutmachen

KZZ 8.3 Missverständnisse klären

KZZ 8.4 »Du«- statt »Ich«-Gespräche

KZZ 8.5 Interesse am anderen zeigen und aktiv zuhören

KZZ 8.6 Dankbarkeit ausdrücken

KZZ 8.1 Komplimente machen

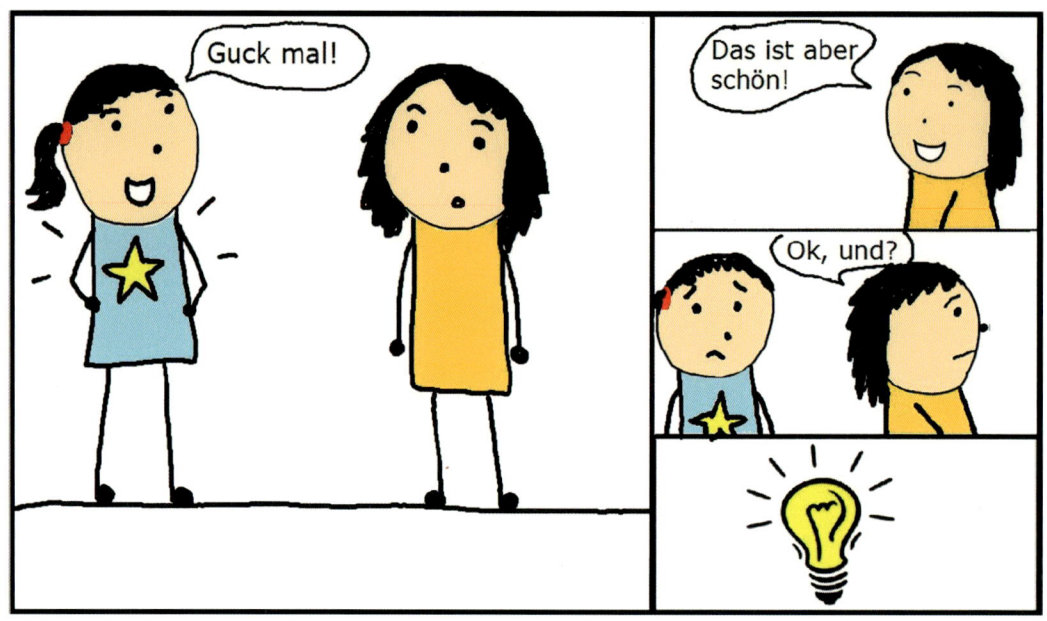

Deine Freundin hat ein neues Kleid.
Was denkst/sagst/tust Du?

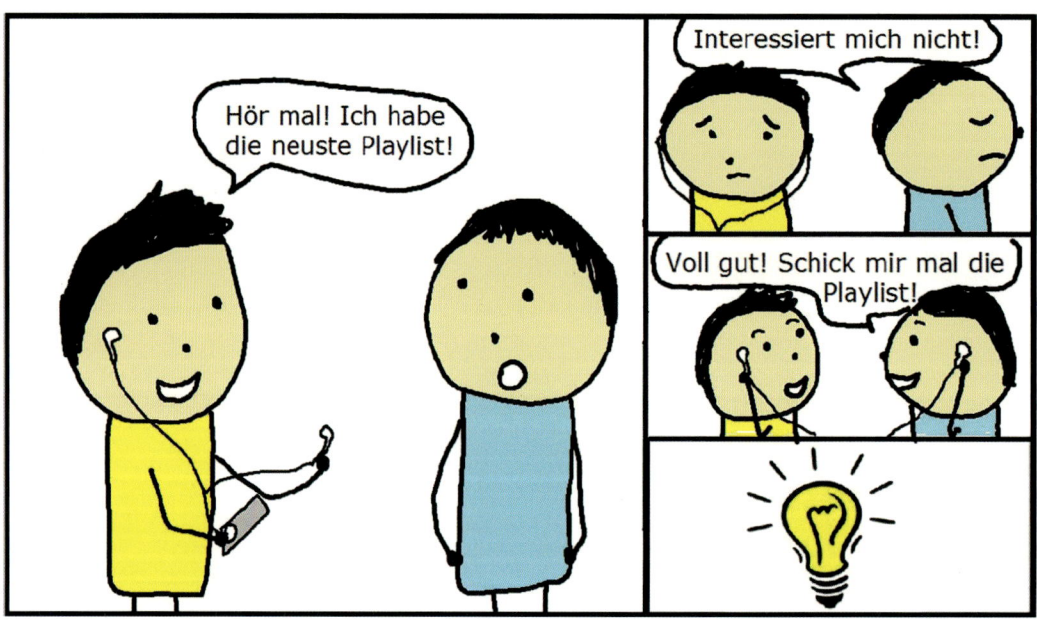

Dein Freund zeigt Dir neue Musik auf seinem iPod.
Was denkst/sagst/tust Du?

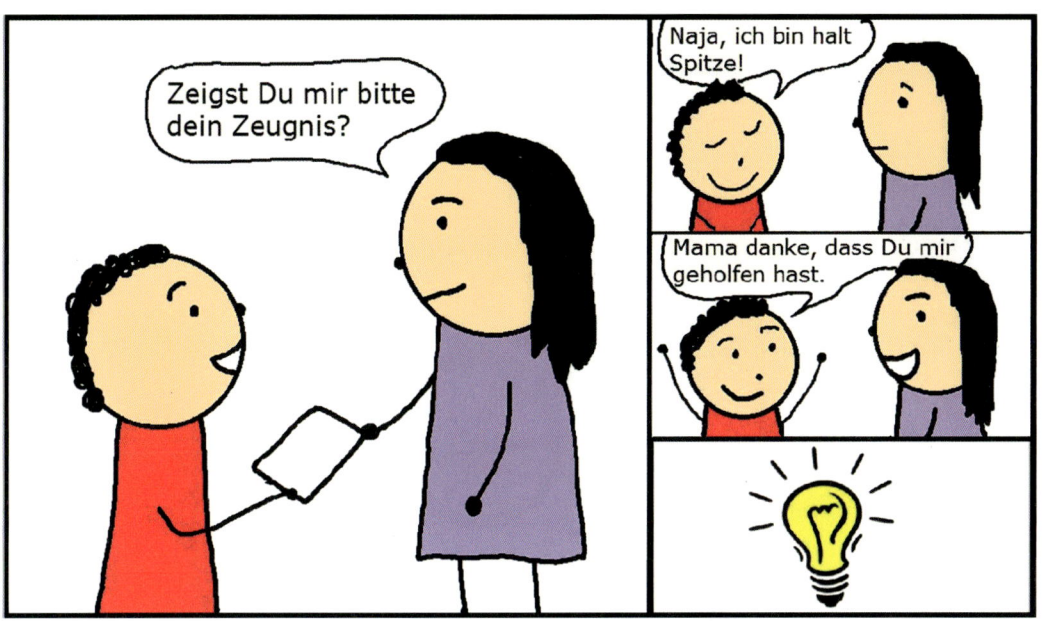

Deine Mutter möchte gerne Dein Zeugnis sehen.
Was denkst/sagst/tust Du?

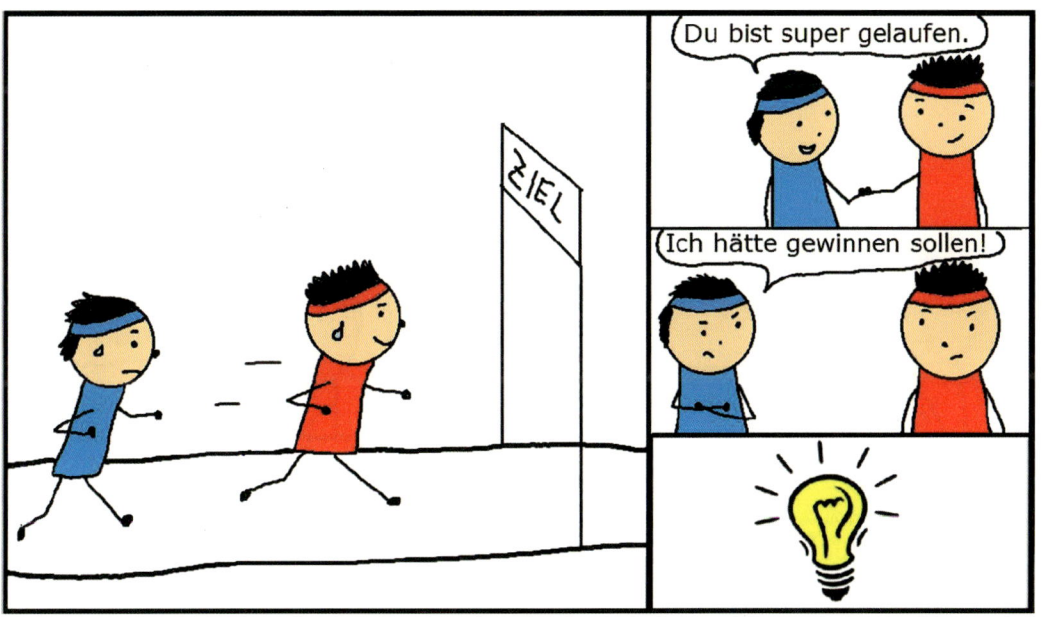

Dein Klassenkamerad hat das Rennen gewonnen.
Was denkst/sagst/tust Du?

5 Ziele für kommunikative Kompetenz

LZZ 8

Ein guter Gesprächspartner sein

KZZ 8.1
Komplimente machen

KZZ 8.2
Sich entschuldigen und es wiedergutmachen

KZZ 8.3
Missverständnisse klären

KZZ 8.4
»Du«- statt »Ich«-Gespräche

KZZ 8.5
Interesse am anderen zeigen und aktiv zuhören

KZZ 8.6
Dankbarkeit ausdrücken

KZZ 8.2 Sich entschuldigen und es wiedergutmachen

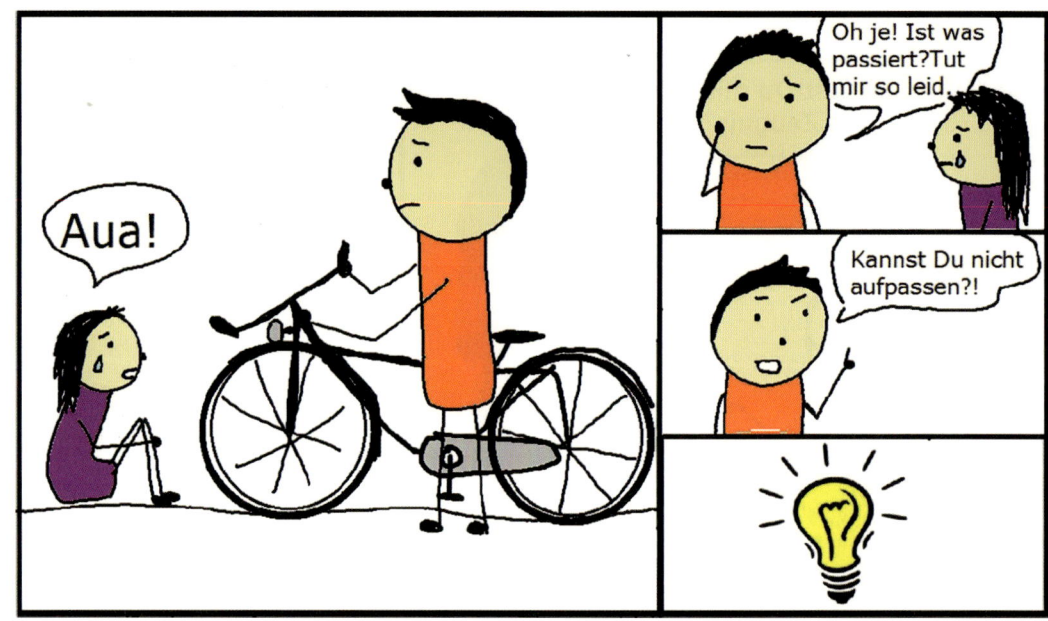

Du hast ein kleines Mädchen mit Deinem Fahrrad angefahren.
Was denkst/sagst/tust Du?

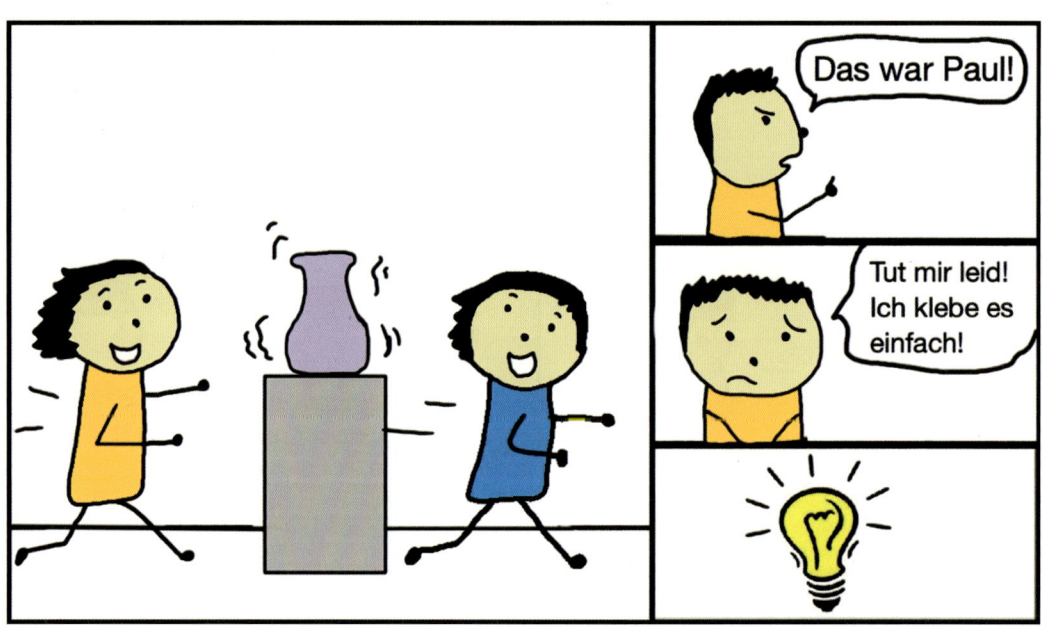

Du spielst mit Deinem Bruder Fangen und stößt gegen eine Vase.
Was denkst/sagst/tust Du?

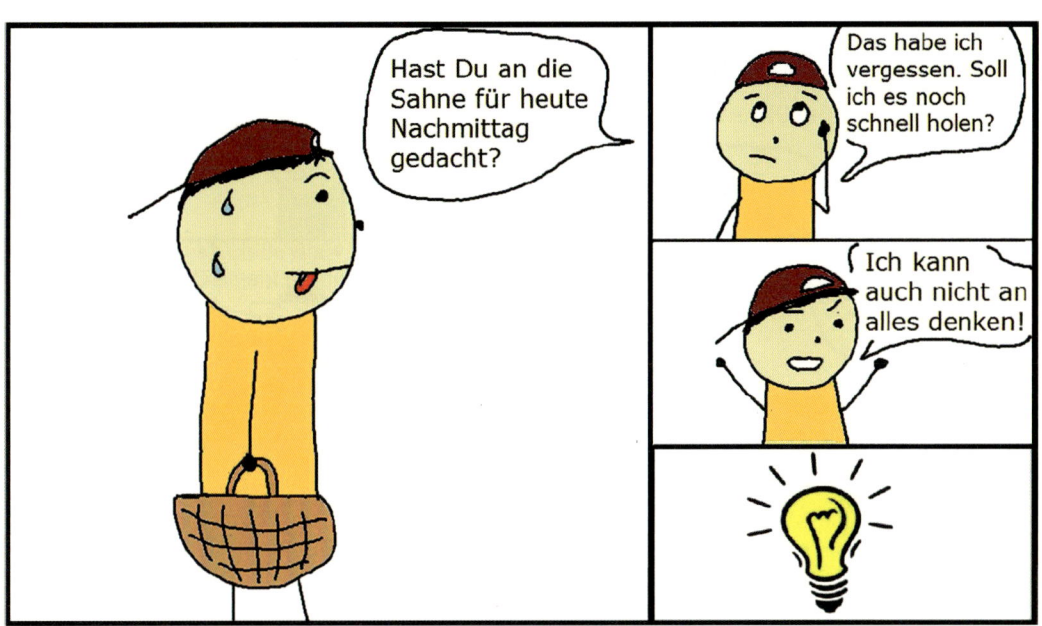

Du hast beim Einkaufen etwas vergessen und Deine Mama ist enttäuscht.
Was denkst/sagst/tust Du?

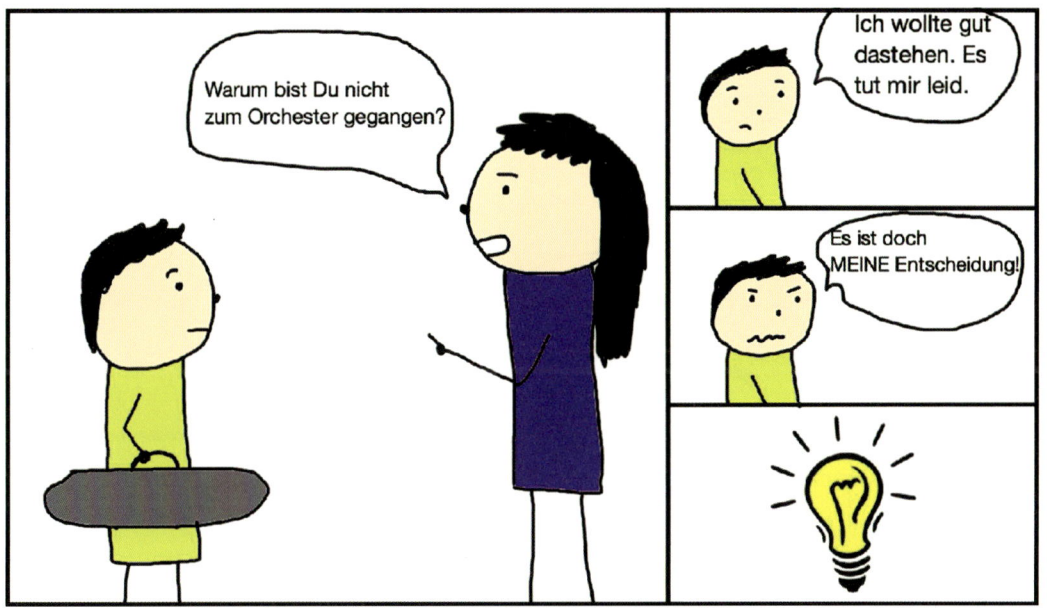

Du bist nicht zum Orchester gegangen und Deine Mama hat es herausgefunden.
Was denkst/sagst/tust Du?

5 Ziele für kommunikative Kompetenz

LZZ 8

Ein guter Gesprächspartner sein

KZZ 8.1 Komplimente machen

KZZ 8.2 Sich entschuldigen und es wiedergutmachen

KZZ 8.3 Missverständnisse klären

KZZ 8.4 »Du«- statt »Ich«-Gespräche

KZZ 8.5 Interesse am anderen zeigen und aktiv zuhören

KZZ 8.6 Dankbarkeit ausdrücken

KZZ 8.3 Missverständnisse klären

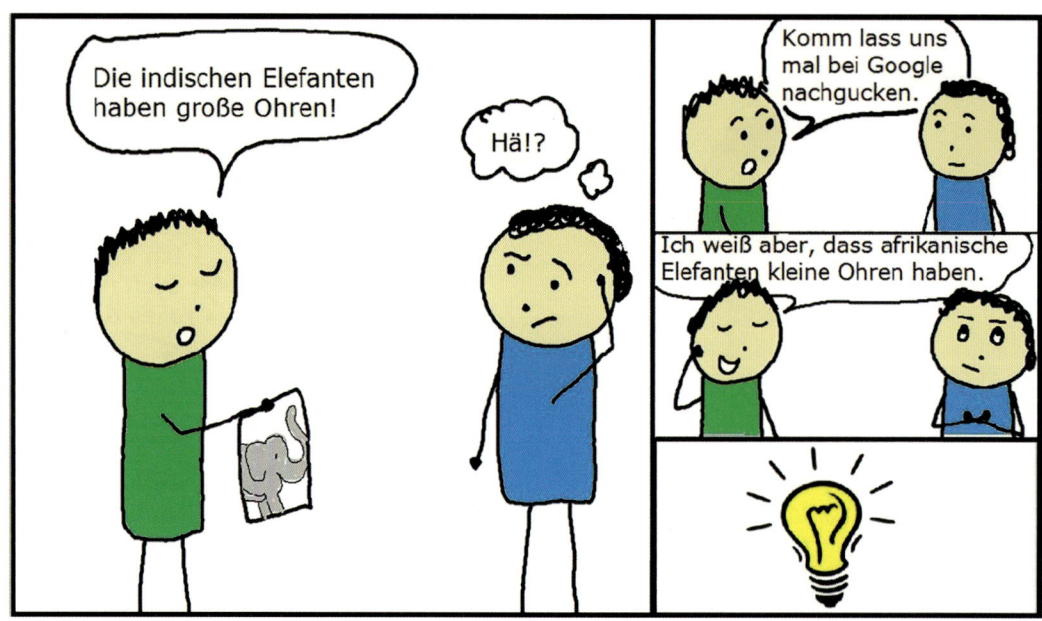

Du bist der festen Überzeugung, dass indische Elefanten die größeren Ohren haben, aber Dein Freund sieht das anders.
Was denkst/sagst/tust Du?

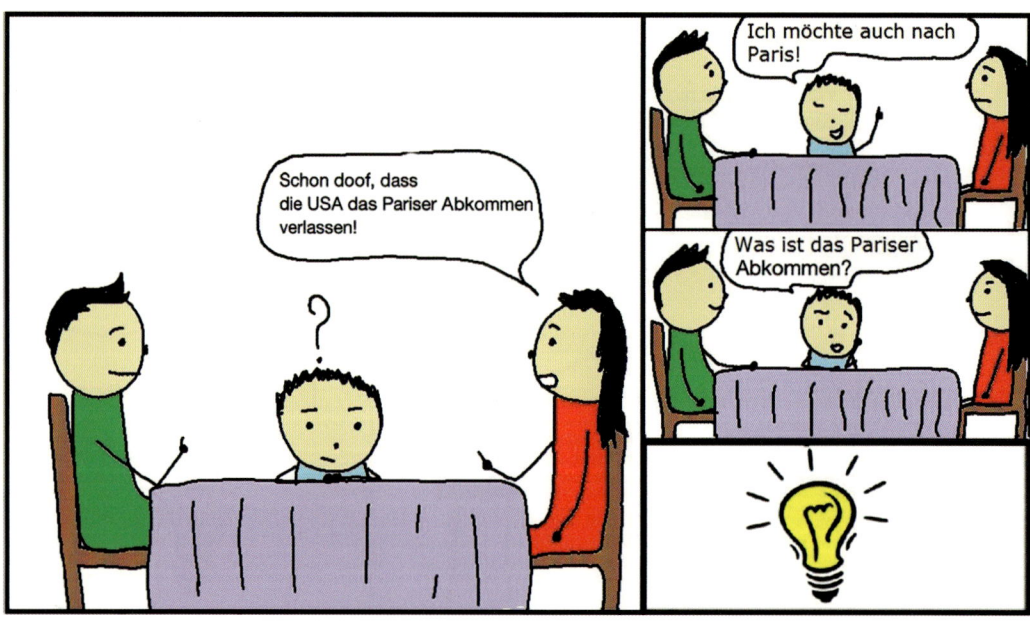

Deine Eltern reden über das Pariser Abkommen, aber Du weißt nicht, was das ist.
Was denkst/sagst/tust Du?

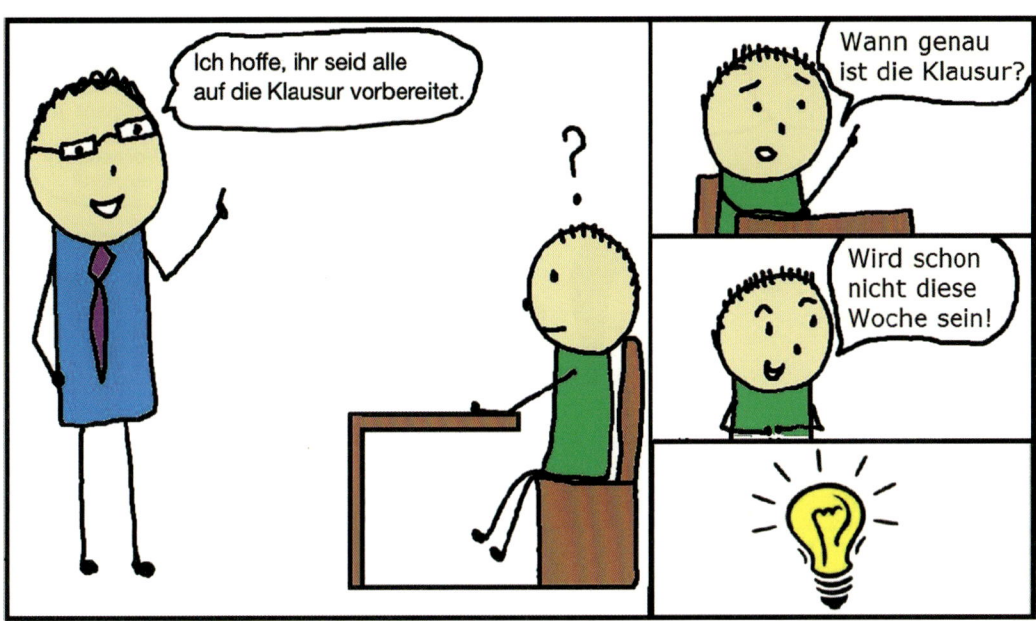

Dein Lehrer fragt, ob ihr für die Klausur vorbereitet seid, aber Du weißt nicht mehr, wann die war. Was denkst/sagst/tust Du?

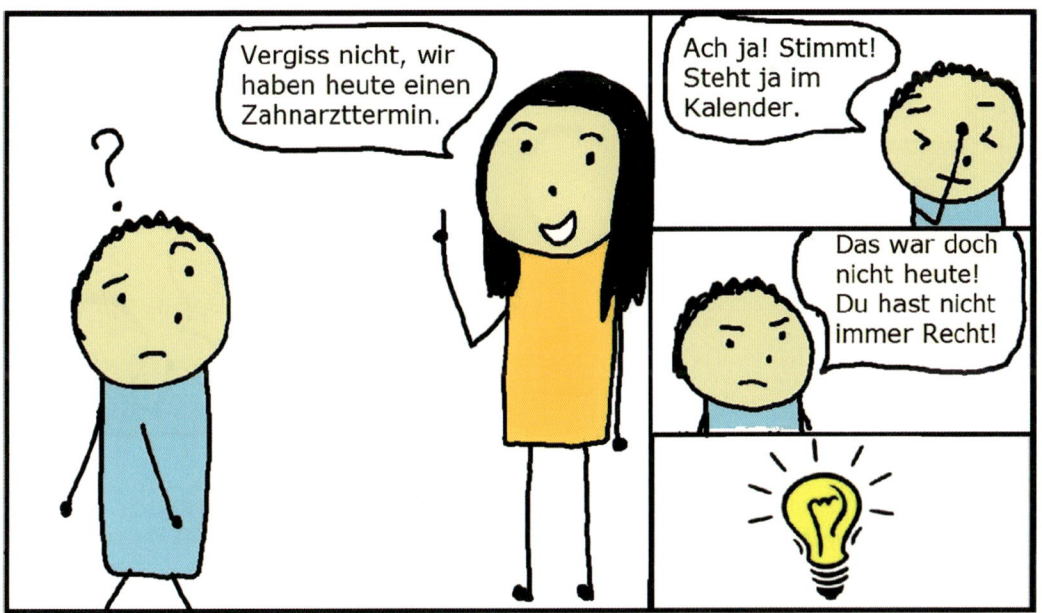

Deine Mutter erinnert Dich daran, dass Du heute einen Zahnarzttermin hast.
Was denkst, sagst, tust Du?

5 Ziele für kommunikative Kompetenz

LZZ 8

Ein guter Gesprächspartner sein

KZZ 8.1
Komplimente machen

KZZ 8.2
Sich entschuldigen und es wiedergutmachen

KZZ 8.3
Missverständnisse klären

KZZ 8.4
»Du«- statt »Ich«-Gespräche

KZZ 8.5
Interesse am anderen zeigen und aktiv zuhören

KZZ 8.6
Dankbarkeit ausdrücken

5 Ziele für kommunikative Kompetenz

LZZ 8
Ein guter Gesprächspartner sein

KZZ 8.1 Komplimente machen

KZZ 8.2 Sich entschuldigen und es wiedergutmachen

KZZ 8.3 Missverständnisse klären

KZZ 8.4 »Du«- statt »Ich«-Gespräche

KZZ 8.5 Interesse am anderen zeigen und aktiv zuhören

KZZ 8.6 Dankbarkeit ausdrücken

KZZ 8.4 »Du«- statt »Ich«-Gespräche

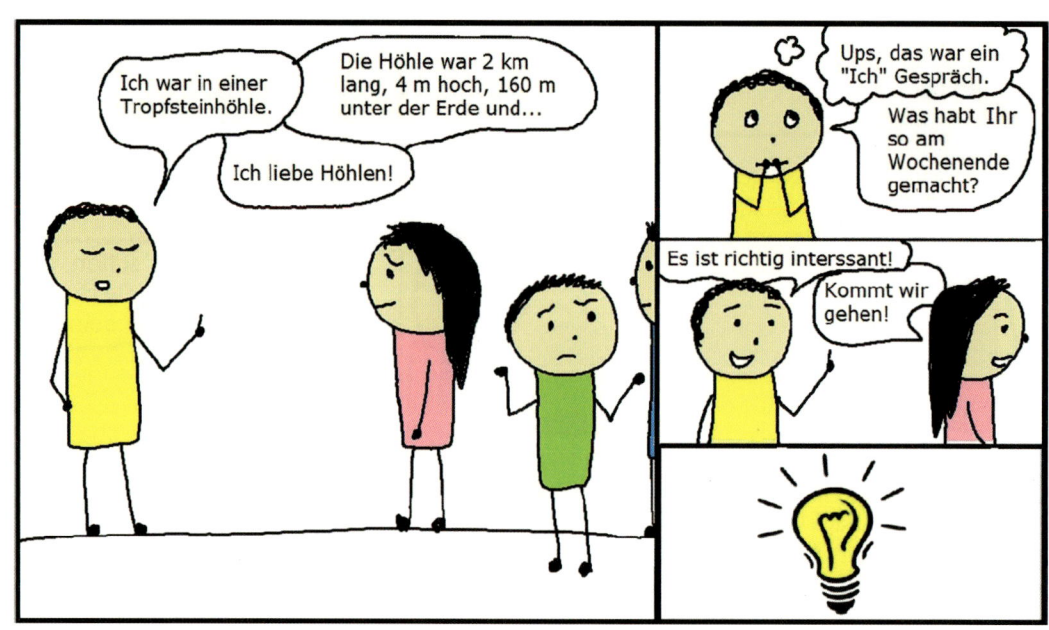

Du bist von Höhlen fasziniert, aber Deine Freunde finden das Thema langweilig.
Was denkst/sagst/tust Du?

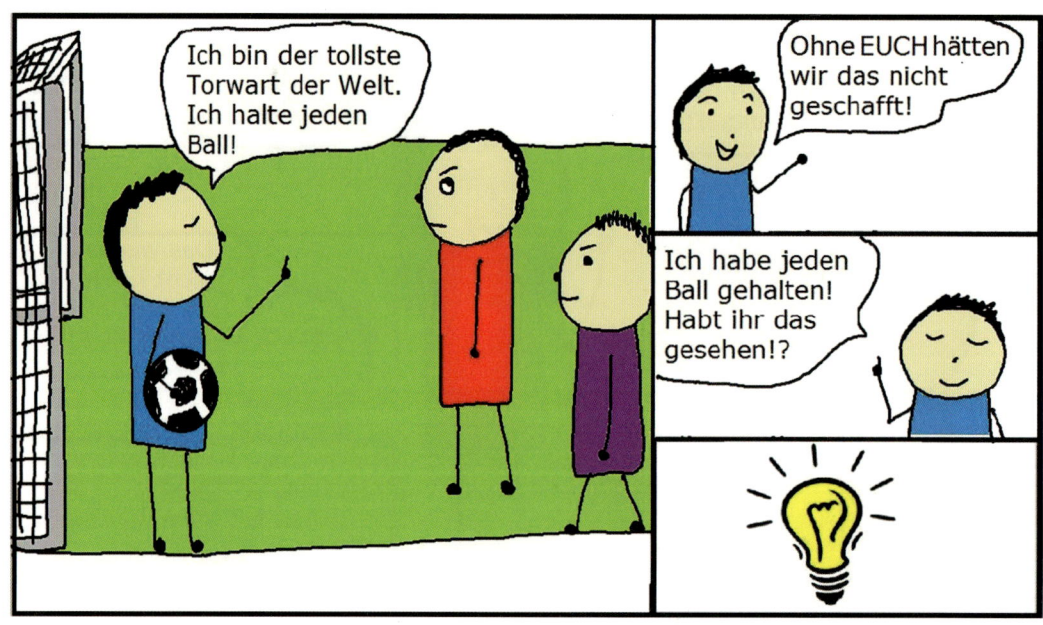

Ihr habt das Spiel gewonnen und Du bist auf Dich selber Stolz.
Was denkst/sagst/tust Du?

5 Ziele für kommunikative Kompetenz

LZZ 8
Ein guter Gesprächspartner sein

KZZ 8.1 Komplimente machen

KZZ 8.2 Sich entschuldigen und es wiedergutmachen

KZZ 8.3 Missverständnisse klären

KZZ 8.4 »Du«- statt »Ich«-Gespräche

KZZ 8.5 Interesse am anderen zeigen und aktiv zuhören

KZZ 8.6 Dankbarkeit ausdrücken

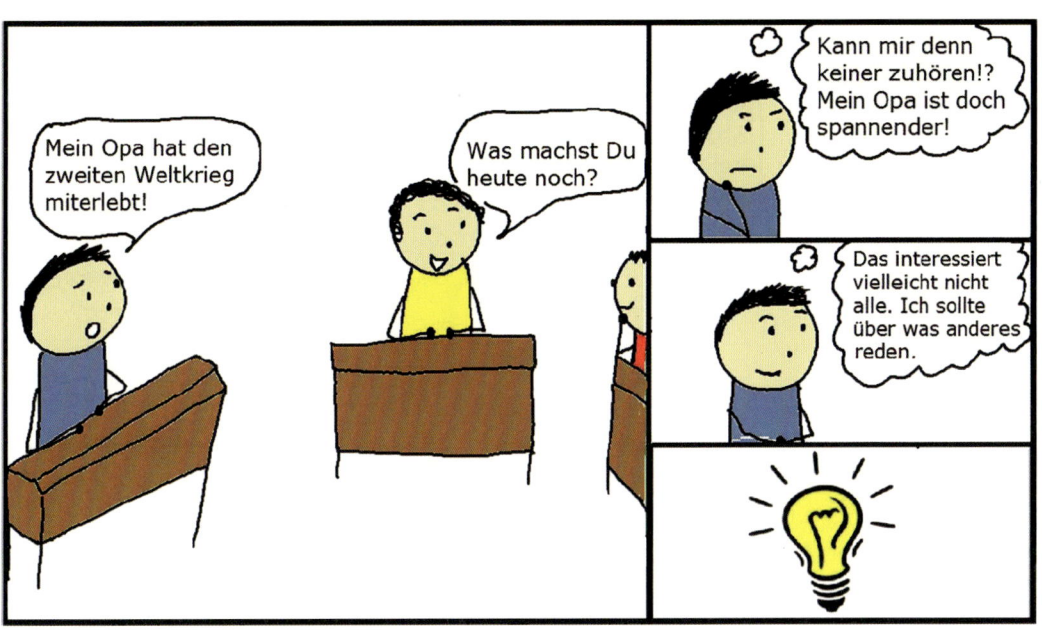

Du erzählst über Deinen Opa, aber es scheint keinen zu interessieren.
Was denkst/sagst/tust Du?

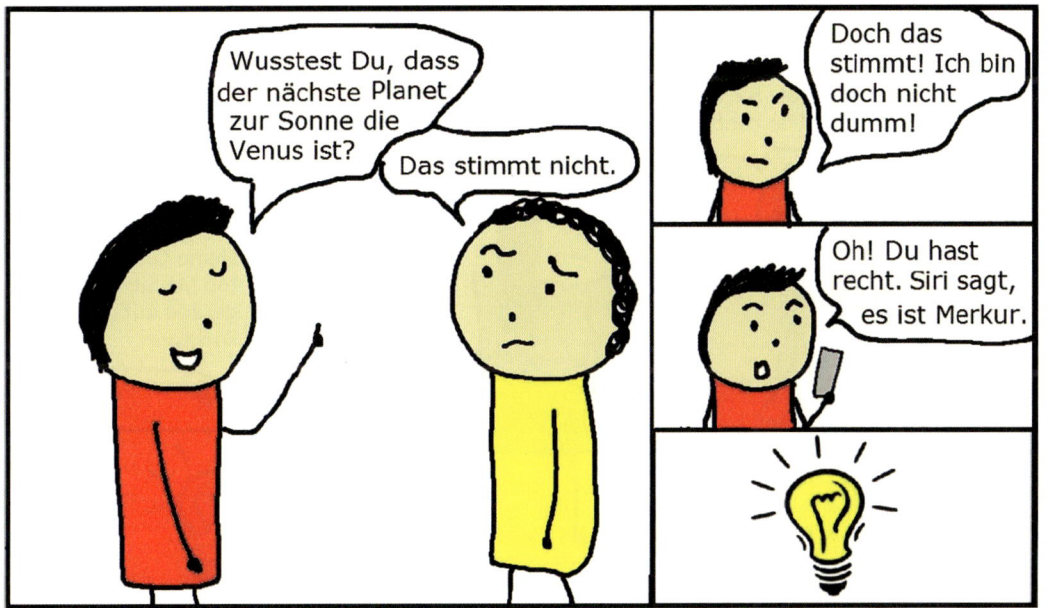

Du gehst stark davon aus, dass der Planet, der am nächsten zur Sonne ist, die Venus ist.
Was denkst/sagst/tust Du?

KZZ 8.5 Interesse am anderen zeigen und aktiv zuhören

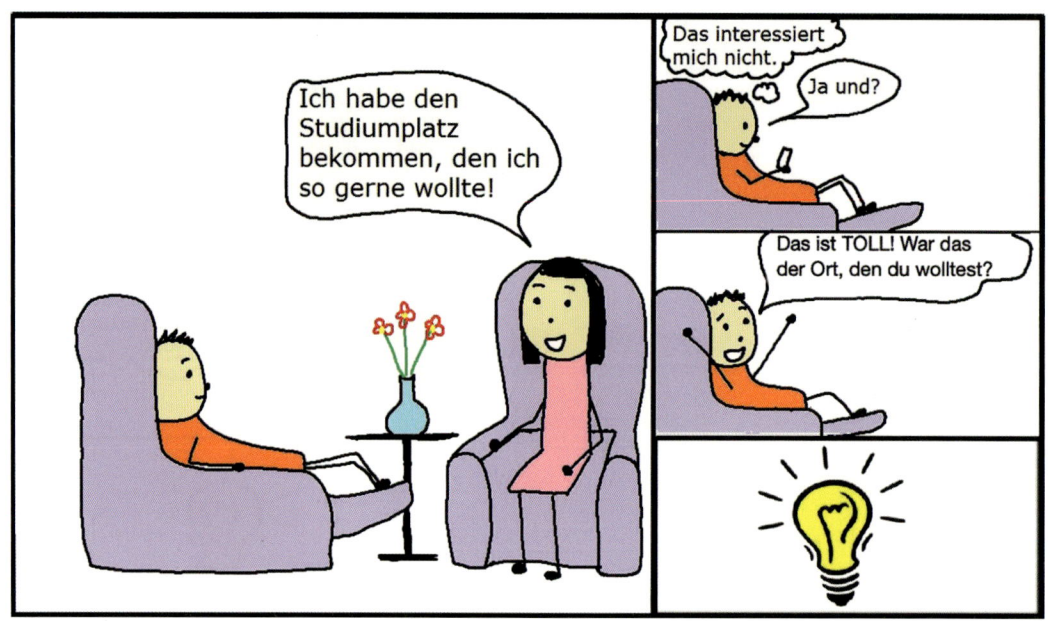

Deine Schwester erzählt Dir, dass sie einen Studienplatz bekommen hat.
Was denkst/sagst/tust Du?

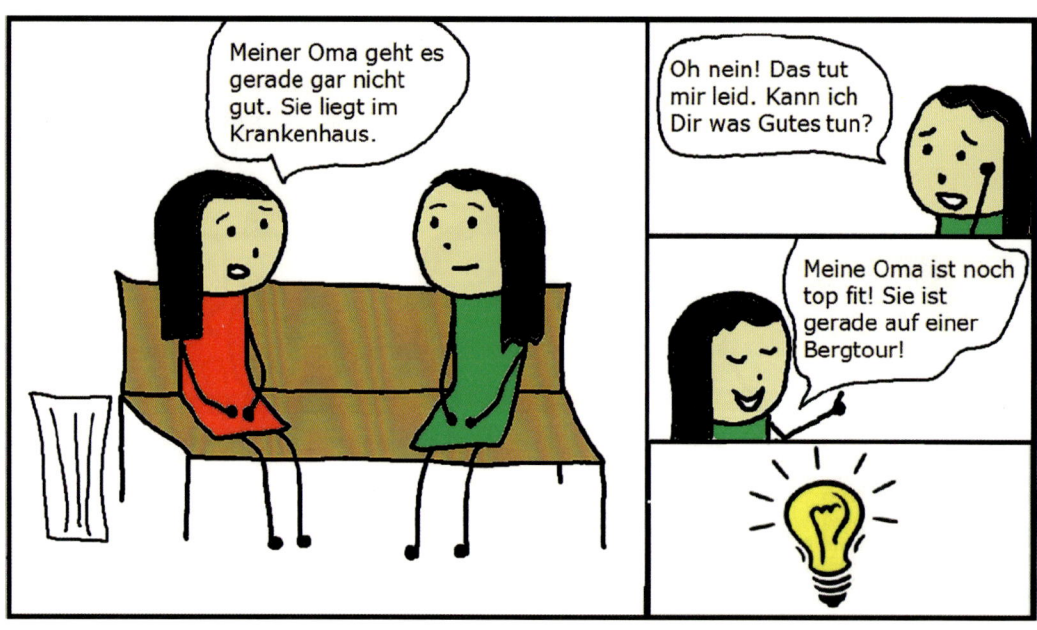

Deine Freundin erzählt Dir, dass ihre Oma im Krankenhaus ist.
Was denkst/sagst/tust Du?

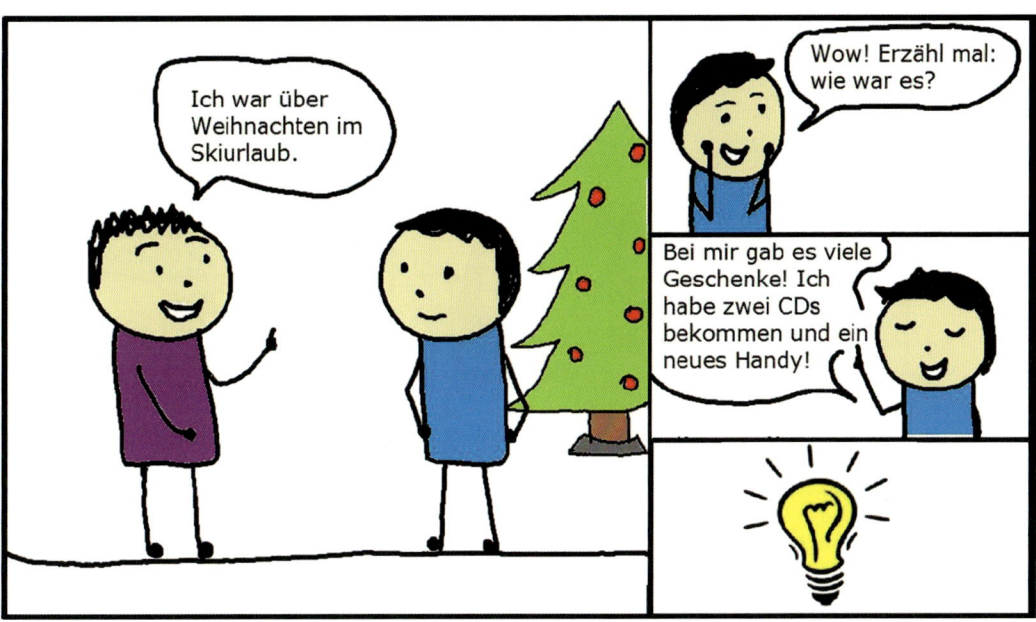

Dein bester Freund erzählt von seinem Skiurlaub.
Was denkst/sagst/tust Du?

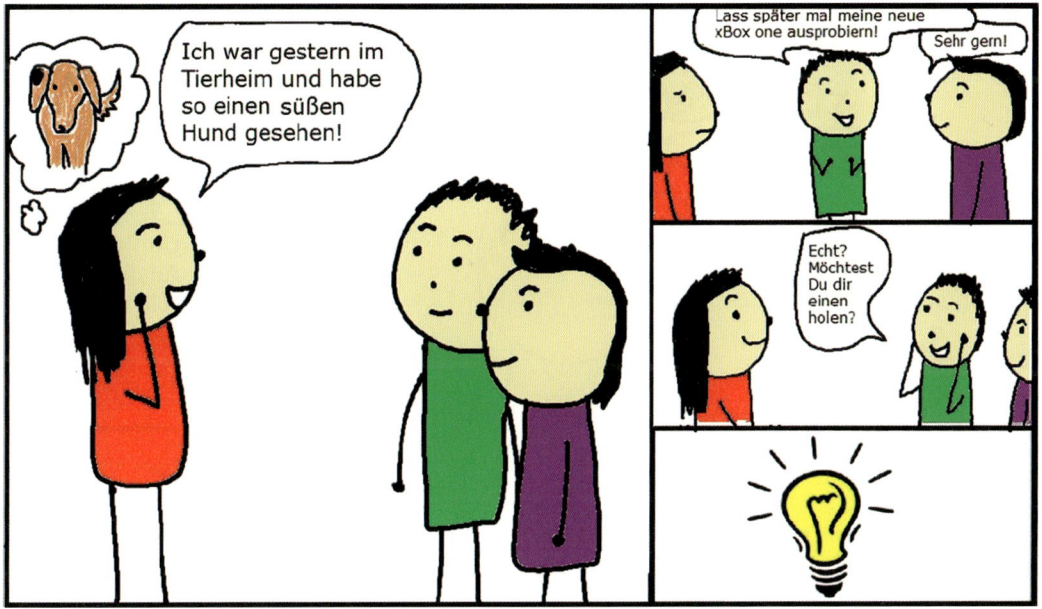

Deine Freundin erzählt von ihrem Besuch im Tierheim.
Was denkst/sagst/tust Du?

5 Ziele für kommunikative Kompetenz

LZZ 8

Ein guter Gesprächspartner sein

KZZ 8.1
Komplimente machen

KZZ 8.2
Sich entschuldigen und es wiedergutmachen

KZZ 8.3
Missverständnisse klären

KZZ 8.4
»Du«- statt »Ich«-Gespräche

KZZ 8.5
Interesse am anderen zeigen und aktiv zuhören

KZZ 8.6
Dankbarkeit ausdrücken

KZZ 8.6 Dankbarkeit ausdrücken

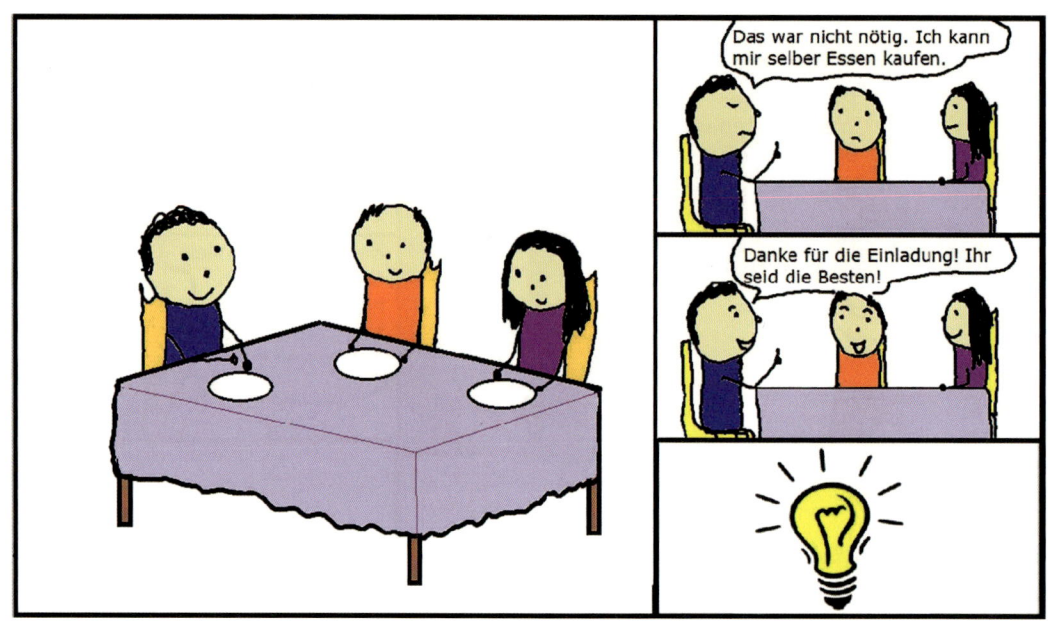

Deine Eltern laden Dich zum Essen in ein besonderes Restaurant ein.
Was denkst/sagst/tust Du?

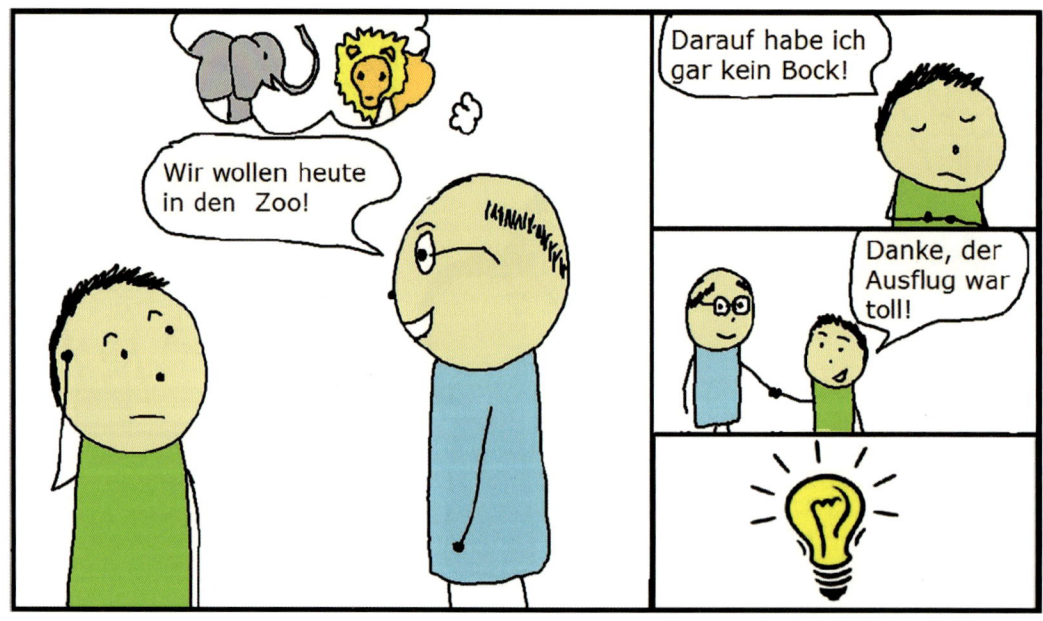

Dein Papa möchte mit Dir einen Ausflug in den Zoo machen.
Was denkst/sagst/tust Du?

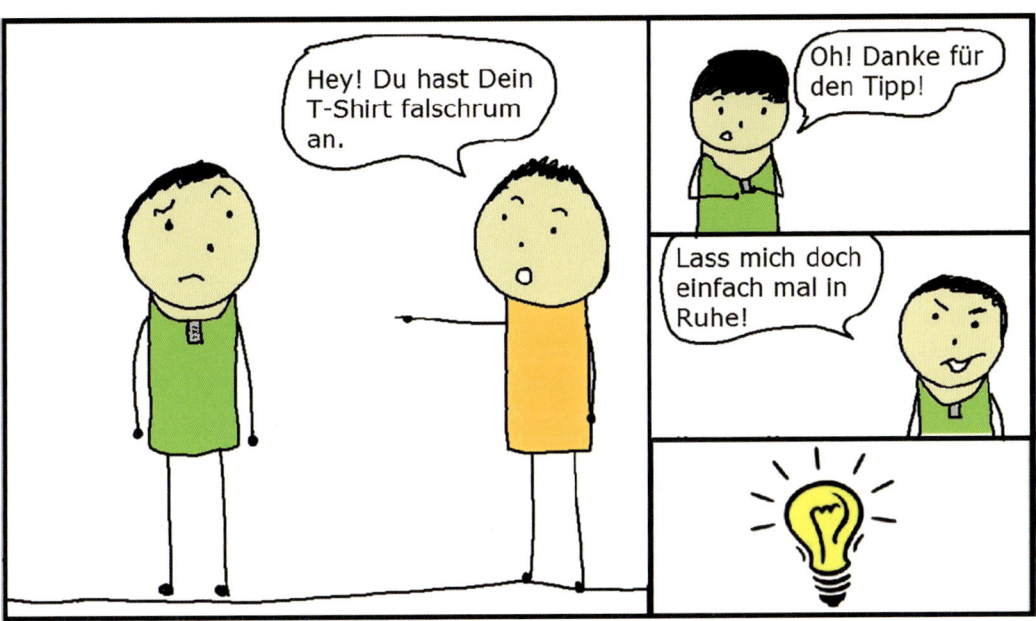

Dein Freund macht Dich darauf aufmerksam, dass Dein T-Shirt falsch herum angezogen ist.
Was denkst/sagst/tust Du?

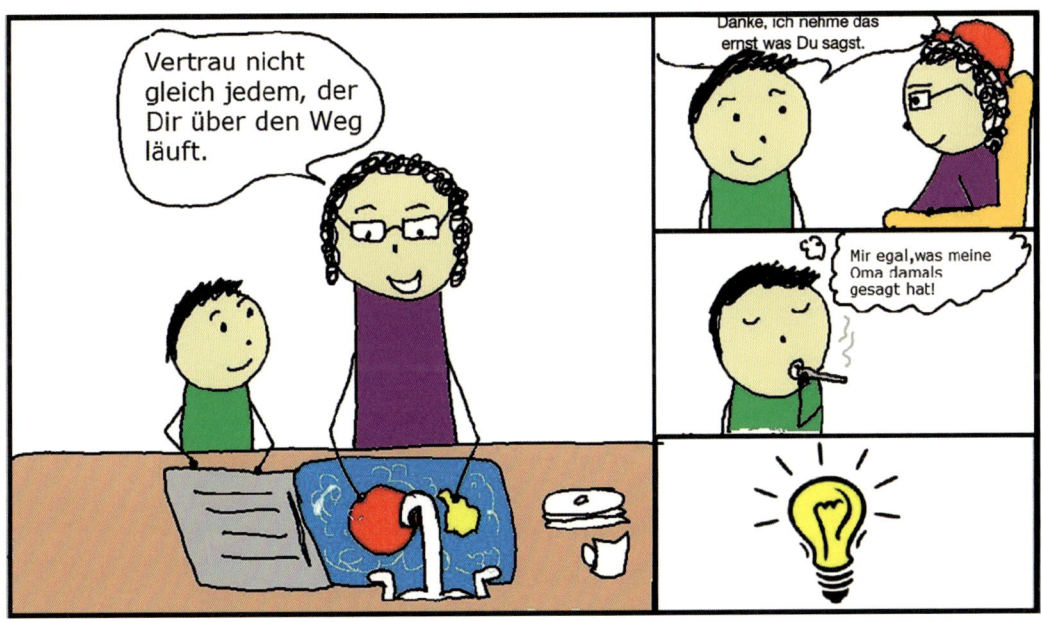

Deine Oma warnt Dich vor Gefahren und gibt Dir manchmal Ratschläge.
Was denkst/sagst/tust Du?

5 Ziele für kommunikative Kompetenz

LZZ 8

Ein guter Gesprächspartner sein

KZZ 8.1
Komplimente machen

KZZ 8.2
Sich entschuldigen und es wiedergutmachen

KZZ 8.3
Missverständnisse klären

KZZ 8.4
»Du«- statt »Ich«-Gespräche

KZZ 8.5
Interesse am anderen zeigen und aktiv zuhören

KZZ 8.6
Dankbarkeit ausdrücken

Schlussbemerkung

Das vorliegende *Soziale Cartoonbuch* sollte als Anregung angesehen werden, um gezielt an wünschenswerten sozialen Verhaltensweisen, Tugenden und Werten zu arbeiten. Die erfrischenden Cartoons können dabei »Eisbrecher« sein und Themen aufgreifen, die in Gesprächen möglicherweise als zu »lehrerhaft« oder »top-down-Predigten« abgewehrt werden. Lehrer und Eltern sollten aber nicht bei den Cartoons stehen bleiben, sondern diese als Anlass nehmen, vergleichbare Rollenspiele oder Videos anzuregen und durch Diskussionen die jeweiligen Ziele zu vertiefen.

Die aufgezeigten Lang- und Kurzzeitzielziele finden sich in vielen Sozialtrainingsprogrammen, stellen aber auch Erwartungen von Lehrern und Arbeitgebern dar. So gehört es zu den Schlüsselqualifikationen im Arbeitsleben sich höflich und respektvoll zu verhalten, verlässlich und verantwortlich zu sein, ein gutes Zeitmanagement zu haben und gut in Teams zu arbeiten. Auch angemessene Kommunikation hat eine hohe Priorität, wobei bereits in der Schule der konstruktive Umgang mit Kritik, das Nachfragen bei Missverständnissen, Kompromissfähigkeit und aktives Zuhören angeregt werden können.

Aus der Vielzahl möglicher Trainingsziele haben wir Cartoonbeispiele entwickelt, die sich aus der schulischen Praxis, den Problemen von Lehrern und Schulbegleitern sowie der Arbeit mit Kindern und Jugendlichen mit auffälligem Verhalten ergeben haben. Auch hier sollten Beispiele individualisiert werden und Übungen in den Alltag übertragen werden. Nach den Erfahrungen von Schulen mit *Positiver Verhaltensunterstützung* ist eine proaktive Wertevermittlung mit regelmäßigen, gezielten Übungen hilfreich.

Das Buch hat den Zusatz »Nicht nur für Grundschüler«, denn es deckt ein weites Alters- und Fähigkeitsspektrum ab. Bei vielen der Ziele würde man sich wünschen, dass nicht nur Schüler, ihre Eltern und Lehrer bewährte Tugenden und positive Interaktionen in den Mittelpunkt stellen, sondern auch bestimmte Personen des öffentlichen Lebens diese zu ihrer Leitlinie machen.

Literatur

American Psychological Association (OJ) The Road to Resilience. (https://www.apa.org/helpcenter/road-resilience, Zugriff am 17.09.2019).

Baker J E (2004) Social skills training for children and adolescents with Asperger Syndrome and social-communicative problems. Kansas: AAPC, Shawnee Mission.

Bernard-Opitz V (2014) Visuelle Methoden in der Autismus-spezifischen Verhaltenstherapie (AVT): Das Cartoon und Skript-Curriculum zum Training von Sozialverhalten und Kommunikation. Stuttgart: Kohlhammer.

Caro H D (2014) The best of all possible worlds: Leipniz's optimismus and his critics, Diss. Humboldt Universität Berlin (https://edoc.hu-berlin.de/bitstream/handle/18452/17706/caro.pdf?sequence=1, Zugriff am 24.10.2019).

Carr E G et al. (1999) Positive Behavior Support for People with Developmental Disabilities: A research synthesis, (Monographs American Association on Mental Retardation).

Chiu A, Horton A, Jenkins J (2018) Democracy dies in darkness. The Washington Post. https://www.washingtonpost.com/graphics/2018/local/us-school-shootings-history/, Zugriff am 05.11.2019).

Cox J W, Rich S (2018) Scarred by school shootings. Washington Post. (https://www.washingtonpost.com/graphics/2018/local/us-school-shootings-history/?noredirect=on&utm_term=.c4f37612d731, Zugriff am 05.11.2019).

DGUV – Deutsche Gesetzliche Unfallversicherung (OJ) Unfälle in der Schüler-Unfallversicherung. (https://www.dguv.de/de/zahlen-fakten/schuelerunfallgeschehen/index.jsp, Zugriff am 20.08.2019).

Dunlap G, Sailor W, Horner R H, Sugai G (2009) Handbook of Positive Behavioral Support: Including people with difficult behavior in the community. Wiesbaden: Springer.

Giesecke H (2004) Was kann die Schule zur Werteerziehung beitragen? In: Gruehn S, Kluchert G, Koinzer T (Hrsg.) Was Schule macht. Schule, Unterricht und Werteerziehung: theoretisch, historisch, empirisch. Weinheim, Basel: Beltz. S. 235–246.

Goleman D (1995) Emotional intelligence. New York: Bantam Books.

Hackl A (2011) Konzepte schulischer Werteerziehung. In: Hackl A, Steenbuck O (Hrsg.) Werteerziehung in Schulen, Vortrag, ALP Dillingen.

Kern Koegel L, Koegel R L, Dunlap G (2001) Positive Behaviorial Support: Including people with difficult behavior in the community. Baltimore: Paul Brookes.

»Loyalität« (2019) In: Wikipedia, Die freie Enzyklopädie. Bearbeitungsstand: 16. September 2019, 19:21 (https://de.wikipedia.org/w/index.php?title=Loyalit%C3%A4t&oldid=192312888, Zugriff am 05.11.2019).

McGinnis, E (2005) Skillstreaming in the Elementary School. Lesson plans and activities. Champaign. Illinoi: Research Press.

Mischel W (2014) The Marshmallow Test: Mastering self-control. New York, NY, US: Little, Brown & Co.

Moffitt T E et al. (2011). A gradient of childhood self-control predicts health, wealth, and public safety. Proceedings of the National Academy of Sciences of the United States of America 108: 2693–2698.

OCDE – Orange County Department of Education, Positive Behavior Intervention Support (https://ocde.us/EducationalServices/LearningSupports/PBIS/Pages/default.aspx, Zugriff am 05.11.2019).

Shure M B (2001) I Can Problem Solve: An Interpresonal Cognitive Problem Solving Program (ICPS). Champaign, Illinois: Research Press.

Simpson R G, Allday R A (2008) PIE-R2: The area of a circle and good behaivor management. TEACHING Exceptional Children Plus 4(4): 2–10.

Rogers C R (1985) Die nicht-direktive Beratung. Counseling and Psychotherapy. Frankfurt: Fischer.

Myers D M, Simonson B, Sugai G (2011) Increasing teachers' use of praise with a response-to-intervention approach. Education and Treatment of Children 34: 35–39.

Watts T W, Duncan G J, Quan H (2018) Revisiting the marshmellow test: A conceptual replication investigating links between early delay of gratification and later outcomes. Psychological Science 29(7): 1159–1177.

Weinrich H (1986) Lügt man im Deutschen, wenn man höflich ist? Mannheim-Wien-Zürich: Bibliographisches Institut/Dudenverlag. S. 24.

Zuna N, McDougall D (2004) Break time: Using Positive Behavior Support to manage avoidance of academis tasks, Council for Exceptional Children. Teaching Exceptional Children: 37(1): 18–24.

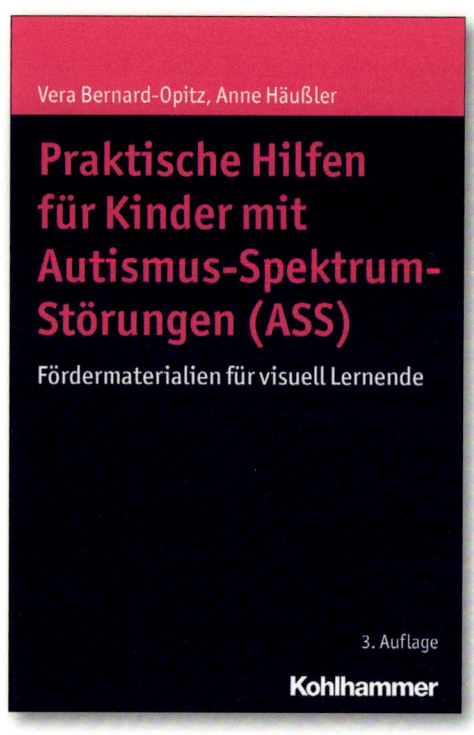

3. Auflage 2017
242 Seiten mit 425 Abb. und 284 Tab.
Fester Einband. €39,–
ISBN 978-3-17-032621-7

Vera Bernard-Opitz/Anne Häußler

Praktische Hilfen für Kinder mit Autismus-Spektrum-Störungen (ASS)

Fördermaterialien für visuell Lernende

Kinder und Jugendliche mit Autismus-Spektrum-Störungen, Lern- und Entwicklungsproblemen benötigen strukturierte Methoden, um wirksam lernen zu können. Visuelle Hilfen sind hierbei von zentraler Bedeutung.

Das Werk bietet anhand zahlreicher Farbfotos eine Vielzahl von praktischen Anregungen, Strategien und Materialien zum Umgang mit Verhaltensproblemen, zur Förderung von Motivation und Arbeitsverhalten sowie zur Entwicklung konkreter Fähigkeiten. Der Leser bekommt Anregungen zum Erstellen der Materialien sowie klare Bezugshinweise.

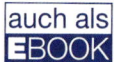

Leseproben und weitere Informationen unter www.kohlhammer.de

W. Kohlhammer GmbH · 70549 Stuttgart
Fax 0711 7863-8430 · vertrieb@kohlhammer.de

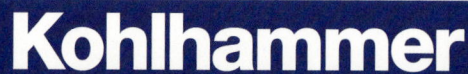

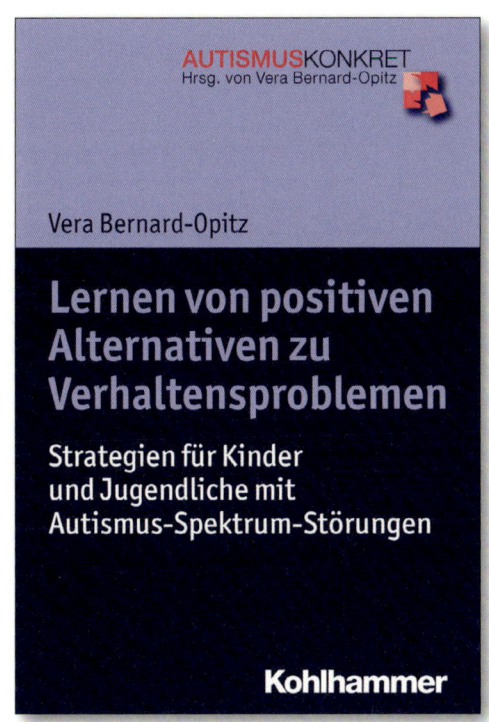

2018. 140 Seiten mit 19 Abb. und 5 Tab.
Kart. € 24,–
ISBN 978-3-17-030125-2
Autismus Konkret

Vera Bernard-Opitz

Lernen von positiven Alternativen zu Verhaltensproblemen

Strategien für Kinder und Jugendliche mit Autismus-Spektrum-Störungen

Verhaltensprobleme machen das Leben von Betroffenen mit Autismus-Spektrum-Störungen und ihrer Umwelt oft sehr schwer. Viele Eltern, Pädagogen und Therapeuten kommen mit normalen Erziehungsstrategien an ihre Grenzen oder betrachten die Verhaltensprobleme sogar als unveränderten Teil der Persönlichkeit des Betroffenen. Das vorliegende Buch soll Hoffnung geben und konkrete Strategien aufzeigen, um Probleme zu verstehen und gezielt anzugehen. Welche Auslöser, Konsequenzen und Funktionen hat ein Verhaltensproblem? Wie kann präventiv eingegriffen werden? Welche positiven Alternativen können entwickelt werden und welche Konsequenzen sind sinnvoll? An Fallbeispielen wird hierbei in Autismusspezifische Verhaltenstherapie (AVT) und ABA (Applied Behavior Analysis) eingeführt. Hierbei wird unter anderem auf Selbststimulationen und sensorische Probleme, Wutanfälle und aggressives Verhalten, Rigidität und Zwänge sowie Konzepte wie „Gegenkontrolle" und „erlernte Hilflosigkeit" eingegangen.

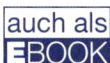

Leseproben und weitere Informationen unter www.kohlhammer.de

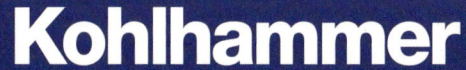

W. Kohlhammer GmbH · 70549 Stuttgart
Fax 0711 7863-8430 · vertrieb@kohlhammer.de

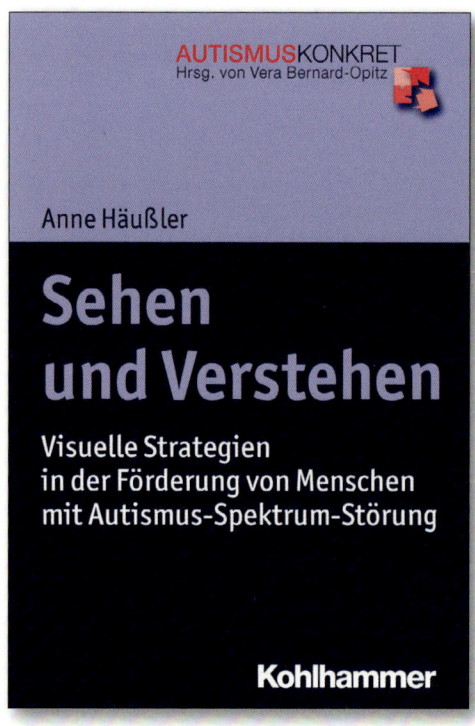

2018. 121 Seiten mit 71 Abb. und 3 Tab.
Kart. € 24,-
ISBN 978-3-17-030631-8
Autismus Konkret

Anne Häußler

Sehen und Verstehen

Visuelle Strategien in der Förderung von Menschen mit Autismus-Spektrum-Störung

Visuelle Strategien zählen in der Förderung von Menschen mit einer Autismus-Spektrum-Störung zu den etablierten und evidenzbasierten Methoden. Doch welche Arten von visuellen Strategien gibt es und wie setzt man sie ein? Die systematische Einordnung gängiger Strategien bildet die Basis für eine effektive praktische Anwendung. Durch eine einfache und verständliche Darstellung der Inhalte wird den Leserinnen und Lesern ein schneller Zugang zur Thematik ermöglicht. Der hohe Praxisbezug ergibt sich zudem durch die Vielzahl an Beispielen in Kombination mit Fotografien konkreter Materialien.

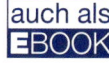

Leseproben und weitere Informationen unter www.kohlhammer.de

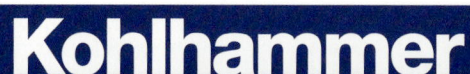

W. Kohlhammer GmbH · 70549 Stuttgart
Fax 0711 7863-8430 · vertrieb@kohlhammer.de